100년
무릎

통증이 사라지고 마법처럼 걷게 된다

100년 무릎

다쓰미 이치로 지음 | 김현정 옮김

한스미디어

무릎이 무너지면
나머지 인생도 함께 무너진다

여러분, 안녕하세요. 무릎관절을 전문으로 진료하는 정형외과 전문의 다쓰미 이치로라고 합니다.

2019년 11월에 출간된 《100년 다리》*를 읽은 독자들로부터 300통이 넘는 질문과 감사의 편지를 받았습니다. 너무도 감사한 일이었습니다. 그래서 이번에는 그간 독자 여러분이 보내준 여러 가지 질문에 대한 답을 드리고, 나아가 무릎 통증으로 고생하고 있는 많은 분들에게 도움이 될 수 있도록 '무릎'에 초

---

* 원서명은 《100年足腰》이며 한국에서는 2023년 1월 《백년다리》로 번역 출간되었다. ―옮긴이

점을 맞춘 책을 심혈을 기울여 준비했습니다.

여러 질문에 대한 대답과 함께 최근 몇 년 동안 진료를 보며 새롭게 알게 된 사실들, 그리고 평소에 실천하면 도움이 되는 셀프케어 방법 등을 소개해 드리고자 합니다.

제가 무릎관절에 대한 진료만 보기로 결심한 지도 벌써 17년이 지났습니다.

매일 무릎 통증으로 고생하는 분들을 상담하며 느낀 것은 '100세 시대'를 나답게, 가뿐히 살아가기 위해서는 '무릎' 건강이 무엇보다 중요하다는 사실이었습니다. 나이가 들면서 대부분의 사람들이 겪게 되는 것이 바로 '무릎 통증'이지요. 그 문제가 이 책을 읽고 해결된다면 더할 나위 없이 기쁠 것 같습니다. 신기하게도 무릎 통증 문제를 해결하려고 힘쓰다 보면 무릎 외 다른 건강 문제에 관해서도 해결의 실마리가 보이곤 합니다.

이 책을 모두 읽은 후 '읽길 잘했네!'라는 생각이 드실 수 있도록, 다른 곳에서는 잘 알려주지 않는 정보까지 더하여 '100년 무릎' 만드는 법을 소개해 드리겠습니다.

이 책은《100년 다리》를 읽으신 분들의 질문에 대한 답변이 기도 하기에, 다소 전문적인 내용도 있을 것입니다. 혹시 어렵다고 느껴진다면 분명 용어 때문이니 그 부분은 뛰어넘으셔도 괜찮습니다.

하지만 무릎 통증을 개선하고 싶다면 이 책에서 소개하는 '비수술적 보존요법 4가지'와 '대중요법 그만두기', 이 5가지 원칙만큼은 꼭 읽어보시길 바랍니다.

▮ 아이치현 이치노미야시에서도 계속되는 '다쓰미식 보존요법'

그럼 본 내용에 들어가기에 앞서 제 소개부터 하겠습니다. 저는 자타공인 '특이하고 별난 의사'라, 제 책을 '처음 보는 독자'들도 술술 잘 읽힐 수 있도록 제가 하는 진료와 생활에 대한 저의 기본적인 생각에 대해 먼저 말씀드릴까 합니다.

저는 1960년 간사이 지방에서 태어났고 현재 63세입니다. 그래서 가끔 간사이 사투리가 나올 때가 있습니다. 간토 지방에서 15년이나 살았는데도 고향 사투리가 완전히 빠지진 않더군요.

2020년 5월 가나가와현에 있는 쇼난가마쿠라종합병원에서 아이치현 이치노미야시의 이치노미야니시병원 인공관절센터로 옮겨 진료를 이어가고 있습니다. 정든 쇼난을 떠나게 된 것은, 제 어머니가 레비소체 치매*에 걸렸는데 '일본의 라인강'으로 불리는 기소강(木曾川)이 흐르고 자연이 풍부한 이치노미야시에 가면 어머니의 치매 증세가 조금은 나아지지 않을까 싶어서였습니다.

제가 초등학생일 때 아버지가 돌아가셔서 어머니는 홀로 저와 두 살 어린 여동생, 그리고 할머니(시어머니)를 책임져야만 했고, 저는 젊은 시절부터 이루 말할 수 없을 만큼 고생을 한 어머니의 치매를 어떻게든 고쳐드리고 싶었습니다.

제 환자들 중에는 고령자가 많은데, 그중에는 90세가 넘었는데도 여전히 정정해 무릎 수술을 받길 원하는 분도 있었습니다. 고령임에도 치매 증세가 전혀 없는 이러한 환자분들에게 '지금까지 어떻게 생활하셨는지'를 물어보며 갖가지 정보를 모았습니다.

지금까지 모은 정보에 따르면, 평소 흙을 만지며 살아온 분

---

* 알츠하이머 다음으로 흔한 퇴행성 치매로 75세 이상의 고령자에게서 발병하는 경우가 많다.-옮긴이

들 중에는 치매 환자가 적은 듯합니다. 여기에 제 의료 경험을 바탕으로 이것저것 시도해 보면서 어머니의 치매와 하루하루 싸우는 중입니다.

▌ '바로 수술부터 하지 않는' 이유

지금도 제 병원에는 일본 전국에서뿐만 아니라 해외에서도 적지 않은 외래 환자들이 찾아옵니다. 아이치현은 지도상에서 일본의 거의 중간쯤에 위치한 곳이라 이치노미야니시병원으로 옮긴 후로는 "가마쿠라종합병원은 멀었는데 이번엔 좀 가까워졌네요"라며 기뻐하는 환자들도 적지 않습니다.

예나 지금이나 무릎관절을 전문으로 보는 제 입장에서는 최선의 치료 프로그램을 제공할 수 있는 최적의 환경인 것은 마찬가지입니다. 제 진료 방침은 장소가 바뀐다고 특별히 달라지지 않습니다. 수술과 관련된 획기적인 기술 등은 수시로 업데이트하고 있지만, 가장 중요한 '진단과 기본적인 치료'는 예전과 똑같으니까요. 무릎 때문에 고생하는 환자들을 만나고, 환자들의 목소리에 귀를 기울이고, 함께 원인을 찾아 통증을 없애는 것, 앞으로도 변치 않을 의사로서의 제 소명입니다.

제가 '바로 수술부터 하지 않는' 이유는 연골이 완전히 닳아 없어진 환자들의 무릎이 '부활'하는 모습을 제 눈으로 똑똑히 보았기 때문입니다. 저 역시 깜짝 놀랐습니다. 무릎이 아픈 원인을 찾아내어 마주하고 극복한 사람은 스스로를 치유하는 힘이 있더라고요. 정말 수많은 환자에게서 많은 것을 배웠습니다.

하지만 그렇다고 해서 그 방법만을 밀고 나갈 수는 없습니다. 원인을 찾아 마주하길 원치 않는 사람들에게까지 억지로 강요할 수는 없기 때문입니다. 시간이 없는 분들은 수술로 치료할 수밖에 없습니다. 지금도 무릎 수술엔 자신이 있기 때문에 필요한 경우에는 최선의 수술을 해드리고 있습니다.

자세한 내용은 다음 장에서 소개하겠지만 수술을 하지 않더라도 '다쓰미식 보존요법'이라는 4가지 방법으로 통증을 개선하여 전처럼 걷거나 활동할 수 있게 된 사람이 수도 없이 많습니다.

통증을 이겨내고 치료를 끝낸 대부분의 사람들도 처음엔 통증을 없애고 다시 예전처럼 걷기 위해서는 '수술밖에 답이 없다'고 생각했던 환자들이었습니다. 자기 맘대로 그렇게 생각한 것이 아니라 전에 진료를 본 의사선생님이 그렇게 말씀하셨기 때문이지요. 하지만 아픈 '원인'을 개선함으로써 통증이 사라져 움직일 수 있게 되면 더 이상 수술을 할 필요가 없습니다.

▌'초진' 환자에게 반드시 말해주어야 할 것

이치노미야니시병원에서는 초진 환자와 그와 함께 내원한 가족들에게 약 1시간에 걸쳐 '초진 환자를 위한 무릎 강의'를 해줍니다.

무릎이 아픈 원인과 엑스레이 보는 법, 그리고 수술 없이 무릎을 치료하는 '보존요법'과 '수술'의 장점과 단점을 말해주고 환자가 스스로 판단할 수 있도록 하는 것이지요. 스스로 판단을 내리기가 어려운 환자들은 함께 온 가족들과 상의해서 치료법을 선택할 수 있도록 하고 있습니다.

'초진 환자를 위한 무릎 강의'의 내용 중에는 일단 '수술 없이 무릎 통증을 없애는 4가지 방법'이 있습니다. 그리고 또 하나는 '대증요법 대신 근본요법을 택하자'라는 것입니다.

강의가 끝나면 간단한 질문을 받고, 그 후 개별 진료로 들어갑니다. 개별 진료 시에는 환자분이 무릎 통증을 호소하게 된 가장 큰 원인에 초점을 맞추고, 그것을 해결할 방법을 몇 가지 제안해 드립니다.

수술 여부는 이때 결정하지 않습니다. 3개월 후 '숙제'를 모두 마치고 나고 나면 재진 예약을 잡습니다.

'숙제'를 해 나가는 과정에서 초진 때 느꼈던 통증이 절반 이하로 감소한 사람은 대개 3개월 더 열심히 노력하면 무릎 통증에서 해방됩니다. 하지만 통증이 10%도 줄지 않은 사람은 그 원인이 무엇인지 함께 생각해 볼 필요가 있습니다. 그러고 나서 다시 한번 보존요법을 시도하든가 수술을 하든가 둘 중 하나를 선택합니다.

이것은 쇼난가마쿠라종합병원에 있었을 때의 치료 방침과 동일합니다. 지금도 홋카이도와 도호쿠, 간토, 니가타, 간사이, 시코쿠, 규슈에서 환자분들이 지팡이를 짚거나 휠체어를 타고 저를 찾아오십니다.

최근에는 '초진 환자를 위한 무릎 강의'를 듣고 보존요법을 시도한 환자 중 약 60%가 3~6개월 만에 통증이 사라지는 것을 경험했습니다. 수술을 결심하는 분들은 재진 환자의 5~10%이고, 30%는 3개월 후 재진 시 "조금 더 해 보겠습니다"라며 다음 재진 예약을 잡고 다시 한번 보존요법을 시도합니다.

제가 추천하는 방법은 '비수술적 보존요법 4가지'와 '대증요법 그만두기'가 전부입니다. 그리고 이를 통해 많은 환자가 무릎 통증에서 해방되었습니다. 그 방법을 모두 이 책에 담아 소개하고 있기 때문에 많은 시간과 노력을 들여 병원을 오가야하는 수고가 줄어들길 바랍니다.

'수술밖에 답이 없다'는 말을 들은 사람도 수술이 더 이상 필요 없게 만들어주는 '보존요법'

혹 '나중에 무릎이 아파서 못 걷게 될까 봐 무서워', '가끔 조금만 걸어도 무릎이 아플 때가 있는데 병원에 가기엔 좀 애매해'라고 생각하는 분들이라면 이 책에서 소개하는 4가지 '보존요법'을 '예방법' 혹은 '중증화 및 재발 방지법'으로 활용할 수 있을 것입니다.

한편 처음부터 수술할 마음을 단단히 먹고 내원하는 분들도 있습니다. 그런 분들도 4가지 방법을 열심히 따라 하다 보면 수술 예후도 좋고 회복도 빠릅니다.

아무튼 보존요법은 수술할 각오를 한 사람에게도 효과적이기 때문에 '100년 무릎'을 만들기 위해 이보다 더 좋은 방법은 없습니다. 이 책에서 그 방법을 자세히 소개해 드리고 있으므로 차근차근 따라오시면 3~6개월 후 효과가 나타나리라 믿습니다.

저는 지금 이치노미야에서 '100년 체력'을 기르는 중입니다. 무릎 통증과 보행 문제로 불편을 겪는 분들을 조금이라도 더 근본적으로 치유해 드리고 싶기 때문입니다. 모쪼록 현대의학이 간과하고 있는 '근본 원인'에 주목하여 스스로의 힘으로 건강을 되찾는 이 단순한 법칙을 이해하고 실천하는 사람들이 좀 더 많아졌으면 하는 바람입니다.

그러면 이제 서론은 이쯤에서 끝내고 본론으로 들어가 보도록 하겠습니다.

| 의학 용어 해설 |

이 책에서 사용된 의학 용어는 우리말(한글) 용어를 기준으로 편집하였으며, 기존에 쓰던 한자 용어는 다음 내용을 참고하시기 바랍니다.

우리말 용어	기존에 쓰던 한자어	비고
가위걸음	가위상보행	scissor gait
가쪽곁인대	외측측부인대	lateral collateral ligament
가쪽관절융기	외측과	lateral condyle
골반바닥근	골반기저근, 골반저근군	Pelvic Floor Muscles
귀밑샘	이하선	parotid gland
긴모음근	장내전근	adductor longus muscle
넙다리뼈	대퇴골	femur, thigh bone
넙다리뼈머리	대퇴골두	femoral head
두덩근	치골근	pectineus muscle
두덩정강근	박근	gracilis muscle
둘레계통	대뇌변연계	limbic system
뒤굽음	후방경사	retroversion
뒤십자인대	후십자인대, 방십자인대	posterior cruciate ligament
등뼈	척추	spine
등세모근	승모근	Trapezius Muscle
리스프랑관절	족근중족관절	lisfranc joint, tarsometatarsal joint(TMT관절)
머리뼈	두개골	cranium
모음근	내전근	adductor
무릎관절	슬관절	knee joint
무릎뼈	슬개골	patella
뭇갈래근	다열근	Multifidus
바깥돌림	외회전	external rotation
가쪽휜무릎	외반슬, X자형 다리	genu valgum
반달연골		meniscus(반월을 '반달'로 통일함)

우리말 용어	기존에 쓰던 한자어	비고
발허리뼈	중족골	metatarsal bone
	복강	abdominal cavity
변형성무릎관절증	변형성슬관절증	osteoarthritis
볼기근	둔근	gluteal muscle
빗장뼈	쇄골	clavicle
뼈막	골막	periosteum
뼈자름술	절골술	osteotomy
쇼파르관절, 가로발목뼈관절, 발목뼈중간관절	횡족근관절	chopart's joint, transverse tarsal joint, midtarsal joint
안쪽휜무릎	내반슬, O자형 다리	genu varum
안쪽곁인대	내측측부인대	Medial collateral ligament
안쪽관절융기	내측과	medial condyle
안쪽돌림	내회전	internal rotation
앞방향경사	전방경사	anteversion
앞십자인대	전십자인대, 전방십자인대	anterior cruciate ligament
어깨뼈	견갑골	scapula
엉덩관절	고관절	coxa, hip joint
작은모음근	소내전근	adductor minimus muscle
정강뼈	경골	tibia
종아리뼈	비골	fibula
짧은모음근	단내전근	adductor brevis muscle
척수신경 뒤뿌리	후근, 배근	dorsal root
척수신경 앞뿌리	전근, 복근	ventral root
큰모음근	대내전근	adductor magnus muscle
턱밑샘	악하샘	submandibular gland
허리뼈	요추	vertebrae lumbales
허리앞굽음	척추전방경사	lumbar lordosis
혀밑샘	설하샘	sublingual gland

| 차례 |

3장 연골 체조 그대로 따라 하기

4장 내 몸의 힘을 믿고 '100년 체력'을 기르자

100년 체력을 원하는 사람에게 해주고 싶은 말   170

100년 체력을 기르는 나만의 습관   195

1장

'무릎, 건강장수의 핵심

1만 4,000명의 '무릎'이 알려준 것

▌ 인간 활동의 근간이 되는 '무릎'

저는 정형외과 전문의이기 때문에 원래 허리, 손, 발의 부상과 질병 등에 대한 진료도 함께 보았습니다. 그러나 2006년부터 지금까지 17년 동안은 오로지 '무릎관절' 진료만 보고 있습니다.

지금까지 약 1만 4,000명의 무릎을 보아왔고 약 5,300건의 수술을 집도했습니다. 그러면서도 매일 전 세계의 무릎 치료 관련 문헌을 찾아보며 연구하는 등 그야말로 '무릎 삼매경'에 빠져 하루하루를 보냈지요.

2006년부터 2020년까지는 가나가와현의 쇼난가마쿠라종합병원에서 무릎관절센터장을 역임했습니다. 사실 센터를 개설했을 당시만 해도 저는 변형성무릎관절증으로 안쪽 무릎 연골이 완전히 소실되어 뼈와 뼈가 거의 맞닿아 있는 사람은 '수술밖에 방법이 없다'고 생각했습니다.

하지만 지금은 생각이 180도 바뀌었습니다. 이렇게 생각이 바뀐 이유는 변형성무릎관절증이 중기 이상으로 진행되었더라도 보존요법을 실시하자 대부분 통증이 사라져 걸을 수 있게 되었기 때문입니다.

연골이 소실되어도 무릎은 살릴 수 있다는 사실을 수많은 환자의 사례를 통해 배운 것이지요.

인간의 몸에는 약 260개의 관절이 존재하는데, 무릎관절은 그중에서도 가장 무게가 많이 실리는 하중(荷重)관절입니다. 걷거나 움직이는 등 인간이 활동을 할 때 중심적인 역할을 담당하고 있기 때문에 무릎관절이 제 기능을 다해야만 인간은 원하는 대로 자유로이 움직일 수 있습니다.

정형외과 전문의가 된 지 얼마 되지 않았을 때는 우리 몸에서 가장 큰 관절인 '엉덩관절(고관절)' 수술에 몰두했습니다. 엉덩관절은 피부 깊숙이 들어가야 나오기 때문에 처음에는 수술이 쉽지 않았지요. 반면에 무릎관절은 피부 바로 밑에 있기 때문에 비교적 간단한 수술이라 생각했습니다.

하지만 결과는 정반대였습니다. 엉덩관절 수술을 받은 환자는 인공 관절을 넣으니 통증이 금세 사라져 편해졌으나, 무릎관절 수술을 받은 환자는 호전된 경우도 있지만 여전히 통증이 약간 남아 있거나 무릎이 잘 굽혀지지 않는 경우가 있어 결과가 늘 좋지만은 않았던 것입니다.

엉덩관절이 볼-소켓 형태로 되어 있어서 우리는 다리를 구부렸다가 쭉 펴는 것 외에도 바깥쪽으로 벌리거나 안쪽으로 모을 수가 있습니다. 엉덩관절은 움직임의 자유도가 높기 때문에 충격을 받았을 때도 다양한 방법으로 충격을 피할 수 있어 비교적 '잘 부러지지 않는' 관절입니다(대신 '탈구'가 생길 수 있다는 함정이 있습니다).

반면에 무릎관절은 단순하게 굽히거나 펴는 두 가지 방향으로만 움직이는데, 매우 정교하게 만들어져 있고 충격을 직통으로 받는 구조라 엉덩관절보다 '잘 부러지는' 특성이 있습니다. 나이가 들면 엉덩관절보다 무릎관절의 통증을 호소하는 환자의 수가 더 많은 것도 이러한 이유 때문이지요.

저는 이렇듯 무릎의 정교하고 치밀한 점에 매력을 느껴 무릎관절 치료에 빠지게 되었습니다.

그렇게 무릎관절 수술을 하나둘씩 해 오면서 무릎관절은 단순히 '굽히거나' '펴는' 두 가지 움직임이 전부가 아니라는 사실을 알게 되었습니다. 전문적으로 말하자면 무릎관절은 관절을 완전히 쭉 펴기 직전에는 무릎 아래 부분(종아리)이 15도 정도 외회전(바깥쪽으로 회전하는 것)하고, 무릎을 굽히면 120도를 넘어선 지점부터는 종아리가 내회전(안쪽으로 회전하는 것)합니다. 즉 무릎관절은 안쪽에 위치한 넙다리뼈 안쪽관절융기(medial condyle)를 중심으로 하여 회전운동을 합니다(다음 페이지 그림 참고). 그리고 바깥쪽에 위치한 넙다리뼈 가쪽관절융기(lateral condyle)는 무릎을 꿇고 앉을 때 뒤로 탈구됩니다.

무릎관절의 움직임

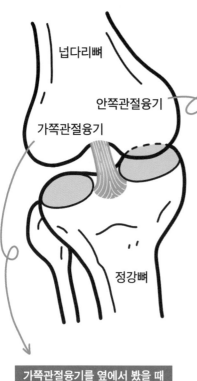

넙다리뼈

안쪽관절융기

가쪽관절융기

정강뼈

넙다리뼈 안쪽관절융기는 볼 - 소켓 형태

안쪽관절융기를 옆에서 봤을 때

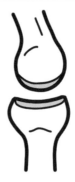

**가쪽관절융기 · 안쪽관절융기의
움직임을 위에서 봤을 때**

앞

안   밖

뒤

가쪽관절융기를 옆에서 봤을 때

넙다리뼈 가쪽관절융기는 미끄럼대 형
태(무릎의(안정화 장치)(자전거로 말하면 보조
바퀴에 해당)

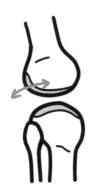

안쪽은 무릎이 0~120
도 구부러질 때는 거의
움직이지 않고, 120도
이상 구부러지면 5mm
정도 뒤로 내려간다.

바깥쪽은 무릎이 구부
러짐에 따라 가쪽관절
융기가 뒤로 크게 내려
간다. 120도 이상 구부
려 무릎을 꿇고 앉으면
뒤쪽으로 탈구된다.

한마디로 단순한 관절이 아닙니다. 그냥 구부리고 펴는 단순한 동작처럼 보이지만 사실은 그 안에서 미묘한 회전이 일어나고 있으며, 그로 인해 인간의 동작이 부드럽게 이루어질 수 있는 것이지요. 이러한 무릎관절의 정교한 구조와 운동에 관한 새로운 발견이 최근 30년 동안 조금씩 이루어지고 있습니다. 그렇게 저는 신기하고 신비로운 무릎의 세계에 더욱더 푹 빠지게 되었습니다.

▌우리는 무릎으로 의사소통을 한다

무릎관절이 인간의 활동에 매우 중요한 관절이라고 말하는데에는 또 다른 이유가 있습니다.

흔히 누군가와 친밀하게 공통의 관심사에 대해 서로 의견을 주고받을 때 우리는 '무릎을 맞대다'라는 표현을 씁니다. 또 누군가의 생각에 공감하여 감탄했을 때는 '무릎을 치다'라는 표현을 쓰지요. 조금 무리한 표현일지도 모르지만 우리는 '무릎'으로 의사소통을 하는 셈입니다. 일본의 시대극 같은 것을 보면 바닥에 무릎을 꿇고 앉은 뒤 두 손을 모아 인사를 하면서 서로 간의 교류가 시작되는 장면이 많이 나옵니다.

현대에 와서는 선 채로 인사를 하는 경우가 많고 의자에 앉아 있는 시간도 늘어났지만, 그럼에도 어르신과의 만남이나 관혼상제 등의 자리에서는 무릎을 꿇고 앉기도 합니다. 예전에 비해서 많이 줄었다고는 해도 그렇게 하는 것이 최소한의 예의인 상황이 여전히 존재하기 때문입니다. 좌식 식당의 경우 나이가 꽤 드신 어르신들 중엔 '앉거나 일어서기가 힘들다'거나 '무릎을 꿇고 앉을 수가 없다'는 사실에 큰 충격을 받고 우울해하는 분들이 많습니다. 이런 경험이 반복되면 자신도 모르게 '외출을 자제하고' '사회활동을 피하게' 되기도 합니다.

이런 이유 때문에라도 저는 모든 사람이 건강할 때부터 무릎을 잘 관리해서 평생 자신이 좋아하는 활동을 마음껏 할 수 있었으면 좋겠습니다. **사람이 사람답게 밝고 활동적으로 살기 위해서는 무릎관절의 건강이 정말로 중요하니까요.**

일본에서는 스포츠 경기에서 가끔 '단단한 각오로 진지하게 임하다'라는 의미로 '허리에 힘을 주다'라는 표현을 씁니다. 그런데 허리에 힘을 주는 동작은 무릎과 깊은 관련이 있습니다. **허리에 힘을 주는 동작은 무릎을 살짝 굽혀 무게중심을 허리에 집중시**

키는 것을 말합니다. 그런데 이때 무릎의 유연성이 매우 중요합니다.

탁구나 테니스에서 공을 칠 때, 서핑에서 턴을 할 때, 농구에서 페인트 동작을 할 때 무릎은 아주 중요한 역할을 합니다. 저도 종종 테니스를 치는데 공에 힘을 싣기 위해서는 공을 칠 때 무릎의 움직임이 매우 중요하다는 것을 느낍니다.

인생 100세 시대라고들 하지요. 의미 있는 하루하루를 보내기 위해서는 우선 마음껏 움직일 수 있게 '튼튼한 무릎 만들기'부터 시작해야 하지 않을까요? 당장은 건강해서 아무런 불편함이 없더라도, 나이가 들면서 혹은 나쁜 생활습관으로 인해 입게 되는 손상을 예방하려면 하루라도 빨리 '100년 무릎' 만들기를 시작해야 합니다. 이 책이 부디 무릎 건강을 유지하는 데에 도움이 되었으면 좋겠습니다.

▌수술 후 환자가 '젊어졌다'는 소리를 듣는 이유

혹시 자신의 무릎을 찬찬히 살펴본 적이 있습니까?

일본에서는 '때때중무릎(ひざこぞう)'과 같이 무릎을 의인화

하여 귀엽게 표현하기도 하는데, 사실 겉으로 봤을 때 그렇게 귀여운 느낌은 없습니다.

무릎관절의 구조와 각 부위의 역할(기능)은 복잡하고 앞서 말했듯 매우 정교합니다. 그래서 그중 어느 하나에 문제가 생기면 그 사람의 전체적인 실루엣 자체가 확 바뀌고 맙니다.

무릎을 다쳤을 때의 실루엣과 무릎을 다치기 전 건강했을 때의 실루엣을 비교해 보면 무릎을 다친 경우의 실루엣이 훨씬 늙어 보이지요. 이처럼 무릎이란 '건강함과 활력'을 보여주는 상징입니다.

수술을 받고 일 년 후에 병원을 다시 찾은 환자분들은 하나같이 입을 모아 '젊어졌다는 소리를 들었다'고 말하는데, 그 소리를 들을 때마다 얼마나 기분이 좋은지 모릅니다.

이것은 사람의 겉모습에만 국한된 문제가 아닙니다. 무릎을 다치면 통증 때문에 가볍게 걷거나 활발하게 활동할 수가 없지요.

무릎의 증상이 악화되면 걸을 수는 있어도 보폭이 매우 좁아지고 걷는 속도도 눈에 띄게 느려집니다. 지팡이를 짚어도 파란불일 때 횡단보도를 완전히 건너기가 힘들어집니다.

그러한 변화는 스스로가 가장 먼저 자각하게 되기 때문에

무릎을 다쳤을 때의 자세

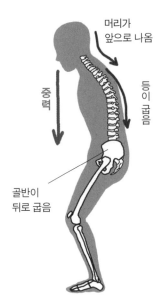

머리가
앞으로 나옴

등이 굽음

중력

골반이
뒤로 굽음

바른 자세

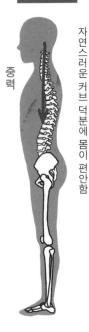

자연스러운 커브 덕분에 몸이 편안함

중력

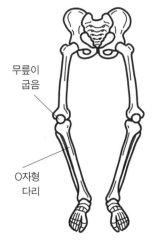

무릎이
굽음

O자형
다리

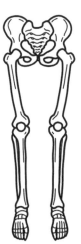

의기소침해져서 외출을 꺼리게 되는 경우도 있습니다. 겉모습의 변화보다는 무릎 통증 때문에 활기를 잃어버리게 된다는 것이 더 큰 문제입니다.

▌ 일본인에게 특히 많은 '잘못된 자세'로 인한 무릎 통증

그밖에도 '무릎을 다친 사람의 실루엣'을 보면 아주 중요한 사실을 알 수 있습니다. 앞 장의 그림을 다시 한번 볼까요?

무릎 외에도 자세가 무너졌다고 할 수 있는 문제 부분이 몇 군데 있습니다. '머리가 앞으로 나오고' '등이 굽었으며' '골반이 뒤로 굽고' '양다리가 O자형 다리'가 되었지요. 이렇게 자세가 무너졌기 때문에 결과적으로 무릎이 망가지는 경우가 많습니다.

서양인은 체중이 많이 나가서 무릎에 문제가 생기고 자세가 무너지는 경우가 종종 있는데, 일본인은 날씬한 사람들 중에도 무릎 통증을 호소하는 사람이 적지 않습니다. 이는 '잘못된 자세로 인해 무릎이 망가지는' 경우가 압도적으로 많기 때문이라 생각합니다.

자세가 무너지면 걸음걸이가 변하는 등 '몸을 바르게 쓰는' 것이 불가능합니다. 호흡이 얕아지고 어깨와 등이 뭉치며 생활 속에서 피로가 심할 것입니다. 그러다 무릎 통증이 심해져 걷기가 힘들어지고 결국 근육의 무게가 줄어들면 그때는 이제 몸 전체의 문제가 되어버립니다.

▌ 그래도 '무릎 바보'가 되면 안 된다

병원에 있다 보면 매일 수많은 환자를 만납니다. 그런데 처음 진단을 내릴 때 무릎에'만' 초점을 맞추어 진찰을 했음에도 원인을 알 수 없는 경우가 종종 있습니다. 그렇게 무릎만 보는 것을 '무릎 바보'라 하는데, 전 무릎 바보가 되지 않도록 늘 조심했습니다.

물론 무릎이 아프니까 당연히 무릎 통증을 없애는 것이 먼저라 생각할 수도 있지만, 그럴 때일수록 무릎'만' 보아선 안 됩니다.

일단 무릎으로부터 멀리 떨어져서 전신의 균형을 살펴야 합니다.

때로는 치아 교합 상태가 나빠 몸의 균형이 무너지고, 그것이 무릎 통증으로 이어지는 경우도 있습니다. 치아 교합의 문제로 인해 자세가 무너지고, 전신으로 문제가 확산되면서 무릎에까지 증상이 나타난 것이지요.

환자 입장에서 보면 '일단 통증이나 없애줬으면 좋겠다' '전신의 균형이니 뭐니 그런 머리 아픈 얘기는 듣기 싫다' '나이 때문이니 어쩔 수 없다'고 치부하고 싶을지도 모르겠습니다. 물론 나이가 들면 누구나 근력이 저하되기 마련이니 언젠가는 걷기 힘들어지는 때가 올 수밖에 없다고 생각할 테지만, 사실 그건 엄청난 오해입니다.

물론 나이가 듦에 따라 근력은 저하되지만 몸을 바르게 쓰면 나이에 맞게 필요한 근육의 질량은 유지됩니다. **자세가 무너져 몸을 바르게 쓸 수 없게 되자 점점 활동이 줄어들어 필요한 근육이 소실되는 것이지, 무조건 '나이 탓'은 아닙니다.**

'자세가 무너진 것'이 가장 큰 원인이지요. 그 결과 무릎 통증이 생기고 뼈와 근육, 관절, 신경 등 우리 몸에서 운동과 관련된 기관의 장애(locomotive syndrome, 운동기능저하증후군)로도 이어지게 됩니다. 컴퓨터나 스마트폰을 사용할 때 목이 앞으로 쭉 빠지는 거북목 자세 때문에도 자세가 무너질 수 있으니, 사실 그 위험성은 나이와 상관없이 누구에게나 있다고 할 수 있습니다.

다시 말해, 무릎 통증을 자각했을 때 무릎 통증만 없애면 된다고 생각해서는 안 됩니다. 그 원인을 제거하지 않는 한 몸 전체의 상태는 개선되지 못할 테고, 무릎 통증도 근본적인 치료를 하지 못해 금세 재발하게 될 테니까요.

무릎 통증은 우리 몸이 보내는 경고이자 '이것 좀 봐!'라는 신호입니다. '뒤틀린 몸'과 '잘못된 사용법'이 원인임을 깨닫고, 그에 맞는 치료를 해야할 것입니다.

▮ 무릎 통증의 '진짜 원인'을 바로 보자

무릎관절은 인간의 활동에서 중심적인 역할을 담당할 정도로 중요하므로, 만약 무릎 통증이 있다면 이번 기회에 전신의 건강 상태와 그것을 좌우하는 생활습관을 점검해 볼 필요가 있습니다. 부디 이 책 《100년 무릎》이 의식을 전환하는 계기가 될 수 있기를 바랍니다.

사실 제가 '무릎 바보'가 되어서는 안 된다는 사실을 깨달은 것은 환자들 덕분입니다. 언제부터인가 다양한 질병을 이겨내고 완치한 환자들에게는 한 가지 공통점이 있다는 것을 알게 되었습니다. 바로

자신이 이렇게 아픈 원인이 무엇인지에 주목하고, 찾아내어 마주하면서 바로잡으려는 노력을 한 사람들이라는 점이었습니다. 즉 질병의 원인을 진지하게 마주한 사람이 치료를 완벽하게 끝낼 수 있었던 것입니다.

제2차 세계대전 이후 현대 의학은 놀라울 정도로 진보했지만, 그 대부분이 대중요법에 해당합니다. 아프다고 하면 진통제를 처방하고, 열이 나면 해열제를 처방하고, 혈압이 올라가면 혈압강하제를 쓰는 것이지요. 금세 증상이 사라지니 환자들은 좋아합니다.

하지만 어딘가 아프다면 반드시 그 원인이 존재합니다. 열이 난 경우에도, 혈압이 오른 경우에도 전부 원인이 있지요. 그런데 증상만 없애고 원인은 그대로 둔다면 언젠가 그 증상은 또다시 나타날 수밖에 없습니다. 그렇기에 대중요법은 계속 반복하면 안 됩니다.

니가타대학교 명예교수를 역임한 면역학의 대가 고(故) 아보 도루(安保徹)는 이렇게 말하곤 했습니다. **"인간의 몸은 실수를 하지 않는다."** 아플 때 나는 열은 몸이 실수로 낸 것이 아니란 의미입니다. 열이 난 원인이 있는 것이지요. 그 원인을 바로 보지 않고 약으로만 쉽게 열을 내려버리는 대중요법은 분명 문제가 있습니다.

환자들이 질병과 마주하여 싸우는 것을 의사가 도와줄 수는 있지만, 치료의 주체는 어디까지나 환자 본인입니다.

최근 환자들 중에는 '뭐든 좋으니까 증상만 얼른 없애주길' 바라는 사람이 많은 듯합니다. 대중요법은 그러한 요구에 즉각적인 답을 내놓지만 재발한다는 문제가 있습니다. 그러니 이제 그만 '원인'에 눈을 돌려 근본적인 개선을 시도해 보는 것이 어떨까요?

저는 무릎 통증이 생긴 원인을 발견하는 데에 도움을 주고 그것을 극복하는 방법을 제안하고 있습니다. 지금부터 환자분들에게서 배운 '100년 무릎' 만드는 법과 유지하는 법을 알려드릴게요. 단, 그걸 실천하는 것은 결국 여러분 자신입니다.

그렇다면 어떻게 해야 '100년 무릎'을 만들 수 있을까요? 그 보존요법은 어렵지 않습니다. 겨우 네 개밖에 되지 않거든요.

여러분의 담당 주치의가 되었다는 마음으로 기본적인 것들은 전부 알려드릴 생각입니다. 안심하고 도전해 보세요. 그리고 4가지 보존요법이 생활 속에 완전히 스며들어 정착할 수 있도록 해 봅시다.

 다쓰미식 보존요법 ─────────────

① 아침에 일어나 화장실에 가기 전 다리 내던지기 운동/틈날 때마다 다리 내던지기 운동
② 표준체중으로 감량/방법은 주 1회 단식
③ 보행법/O자형 다리는 안쪽 허벅지로 걷기/X자형 다리는 일직선으로 걷기/다 나을 때까지 지팡이 짚기
④ 근육 강화/넙다리 네 갈래근 강화하기/복근과 골반바닥근 강화하기

무릎 통증의 원인을
알자

■ **70대 여성의 70%가 변형성무릎관절증으로 고생한다**

100세 시대를 맞아 많은 사람이 무릎 통증과 보행 장애를 겪고 있습니다.

60대부터 급격히 증가하는 '변형성무릎관절증'이란 질병은 길어진 '노후'라는 '선물 같은 시간'의 질을 떨어트리는 심각한 원인 중 하나입니다.

주위에서 흔히 볼 수 있는 질병으로, 병원에 가지 않는 사람들까지 포함하면 **'70대 여성의 약 70%가 변형성무릎관절증으로 고생한다'**는 조사 결과가 있을 정도이지요. 특히 여성이 요개호(타인의 수발이 필요함-옮긴이) 상태가 되는 주요 원인이 바로 변형성무릎관절증과 허리통증, 치매입니다.

환자 입장에서 변형성무릎관절증은 극심한 통증과 생활상의 어려움을 경험하게 되는 질병입니다. 하지만 **이 질병은 그 원인을 찾아내어 생활을 개선함으로써 예전보다 더 알찬 인생을 살 수 있게 하는 '터닝포인트'가 되기도 합니다.** 그래서 저는 조금이라도 도움이 될까 싶어 환자들이 변형성무릎관절증에 대해 올바르게 이해할 수 있도록 최대한 상세하게 설명하고 있습니다.

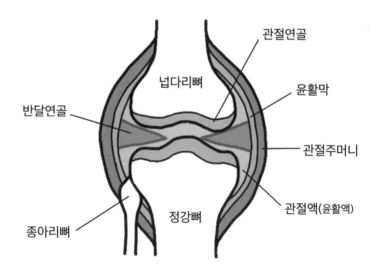

변형성무릎관절증 환자의 90%는 무릎관절 안쪽에 있는 연골과 뼈에 '**변형**'이 생깁니다. 대부분 다리가 O자형으로 변형되는데, 처음에는 앉았다 일어설 때 무릎 통증을 느낍니다. 그러다 서서히 무릎을 구부렸다 펴는 것이 힘들어지고, 결국은 걸음을 내디뎠을 때뿐만 아니라 움직이는 중에도 통증이 느껴져 보행이 힘들어집니다.

▌'연골의 양'이 통증을 좌우한다

초기의 무릎 '변형'은 '연골 손상', 흔히 말하는 '연골이 닳아 없어진 상태'에서 시작됩니다. 그러다 이내 윤활막에 염증이 생겨 관절이 붓습니다. 연골이 닳아서 뼈와 뼈 사이의 틈이 좁아지게 되면 그 사이에 들어 있던 반달연골도 손상이 됩니다.

무릎 통증과 보행 장애로 병원을 찾게 되면, 대부분 엑스레이를 찍은 후 "연세가 있으시니 그만큼 연골이 많이 닳은 겁니다"라는 말을 들을 것입니다. 약물 치료(진통제)와 무릎 보조기, 습포제(파스) 등을 사용하면서 '경과를 보자' '무릎에 부담을 덜 주려면 체중을 줄여야 한다' '운동을 해서 허벅지 근육을 강화해라' 등의 조언을 받게 되겠지요.

'체중 감량'과 '근육 강화'는 중요합니다. 하지만 이것만으로는 근본적인 원인인 '연골 소실' 문제를 해결할 수 없습니다. 당연한 말이지만 진통제를 먹는다고 연골이 늘어나는 것도 아닙니다. 오히려 진통제를 다량 복용하면서 많이 움직이면 연골이 더 닳게 되지요.

결국 증상이 악화되어 넙다리뼈와 정강뼈가 직접적으로 맞닿게 되면 인공관절을 넣는 '수술'을 받아야 할 것 같다는 이야기가 나오게 됩니다. 제가 있는 인공관절센터를 찾는 환자들의 90%가 이런 상황에 처한 분들입니다. "다른 선생님께서는 수술을 권하셨는데, 정말 수술을 하지 않아도 나을 수 있나요?"라며 반신반의하는 표정으로 찾아오시지요.

그런데 원래 무릎은 바르게만 쓴다면 108년은 거뜬히 가는 구조체입니다.

'노화'와는 별개로 연골이 닳는 원인이 따로 있으니, 그걸 찾아내야 합니다. 108세까지 건강하게 걸을 수 있는 사람이 있는가 하면, 70세에 휠체어를 타야만 하는 사람도 있습니다. 저는 환자들과 함께 바로 그 '노화 이외의 원인'을 계속 찾아 왔습니다.

그 결과 찾아낸 답은 매우 단순했습니다.

무릎의 부담을 가중시키는 생활습관 때문에 연골을 건강하게 유지하지 못한 것이었지요. 거기에 노화라는 요인이 더해지면서, 연골이 소실되는 속도가 점점 빨라지는 경우가 대부분이었습니다.

▌ 연골이 소실되었을 때 아픈 이유는 '미세골절'이 반복되기 때문!

무릎 통증은 연골의 유무와 큰 관련이 있습니다.

여러분이 한 발짝 내디딜 때 무릎에 가해지는 부담이 어느 정도인지 혹시 아십니까? 실제로 가해지는 부담이 '평지를 걸을 때는 체중의 5배' '계단을 내려갈 때는 체중의 8배'에 달한다는 보고가 나온 바 있습니다. 자신의 체중을 한 번 떠올려 볼까요?

체중이 50kg인 사람이 평지를 걷는다면 250kg!

체중이 60kg인 사람이 계단을 내려간다면 480kg!

연골이라는 쿠션 덕분에, 하중이 직접적으로 넙다리뼈와 정강뼈에 가해지지는 않습니다. 이 쿠션 구조가 바로 무릎관절이 체중의 몇 배나 되는 충격을 받으면서도 아무렇지 않게 보행과 활동을 할 수 있게 해주는 역할을 합니다.

저는 환자들에게 자주 이러한 예시를 들어 설명합니다. 딱딱한 조직인 뼈를 '도자기로 만든 밥그릇'에 비유하는 것이지요. 만약 밥그릇 두 개를 그냥 포개놓는다면 어떻게 될까요? 아마 금이 갈 것입니다. 하지만 밥그릇과 밥그릇 사이에 젖은 행주를 하나 끼워두면 어떨까요? 웬만해서는 금이 가거나 깨지지 않습니다. 이 행주와 똑같은 역할을 하는 것이 바로 연골입니다.

그런데 연골이 소실되어 뼈끼리 부딪치게 되면 '미세한 골절'이 생기게 됩니다. 뼈가 '툭' 하고 부러지는 것이 아니라 뼈 표면에 머리카락만큼 아주 가는 실금이 살짝 가는 것입니다. 금이 간 정도가 아무리 작더라도 뼈 표면에는 감각신경이 다수 분포되어 있어 통증이 있을 수밖에 없습니다. 이것이 바로 '미세골절'이라 부르는 증상이지요.

미세골절은 편안히 누워 푹 자고 나면 하루 만에 칼슘이 침착되어 낫기도 합니다. 다음 날 아침에 일어났더니 어제보다 덜 아프다 싶어 별다른 문제 없이 일상생활을 할 수도 있습니다. 말했듯이 살짝 금이 간 부분에 칼슘이 들어가 그 틈새를 메워주거든요. 무릎 통증에 기복이 있다고 말하는 이유도 다 이 때문입니다.

변형성무릎관절증으로 고생하는 환자는 남성이 860만 명, 여성이 1,670만 명으로 추정되는데, 여성이 남성보다 두 배 가까이 많다는 사실을 알 수 있습니다. 그 원인은 '여성호르몬 감소'입니다. 그래서 에스트로겐 분비량이 급격히 줄어드는 폐경 후에는 미세골절과 뼈 결손이 일어나기 쉽지요.

▌ 무릎의 부담을 가중시키는 관절증

서양에서는 변형성무릎관절증을 유발하는 가장 큰 원인이 급격한 체중 증가인데, 일본도 최근 들어서는 서구화된 식사로 인해 표준체중을 초과하는 사람이 급격히 늘었습니다.

하지만 일본에서 가장 많이 볼 수 있는 원인은 전작 《100년 다리》에서도 언급했던 '잘못된 자세'입니다. 한마디로 머리가 앞으로 나온 상태에서 걷는 '꼬꼬닭 걸음'이 원흉이지요. 약 80%의 사람이 '꼬꼬닭 걸음'과 '과체중'이라는 두 가지 원인에

혹시 '꼬꼬닭 걸음'을 걷고 있나요?

머리를 앞으로 흔들면…

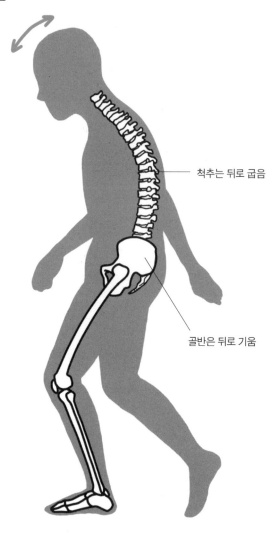

척추는 뒤로 굽음

골반은 뒤로 기움

해당됩니다.

처음에는 걸을 때 그냥 머리가 앞으로 조금 튀어나온 정도였는데, 점점 '머리를 앞으로 내밀지 않으면 걷기가 힘들어질 정도'로 나쁜 습관이 몸에 뱁니다. 이 자세 때문에 연골이 받는 부담은 한쪽으로 쏠리게 됩니다.

▌생활습관 외에 무릎의 부담을 가중시키는 관절증

보행법과 과체중이라는 두 가지 이유 외에, 변형성무릎관절증의 원인 중 세 번째로 많은 것은 자가면역질환인 **류마티스 관절염**입니다.

류마티스 관절염은 자기 몸을 지켜야 할 항체가 착각해서 자기 연골을 먹어치우는 바람에 발생하는 질환입니다.

또 **염증성 질환**의 하나로, 무릎관절에 세균이 들어가거나 결정이 침전되어 발생하는 이차성무릎관절증도 있습니다. 이것은 원인을 제거하면 빠르게 치료됩니다.

무릎 부근의 뼈가 골절되었다가 붙은 후, 무릎에 가해지는 힘이 달라져 발생하는 골절 후 이차성무릎관절증도 있습니다.

엉덩관절의 문제로 좌우 다리 길이가 달라져 발생하는 증상도 이차성무릎관절증 중 하나인데, 이것들을 전부 다 합해도 전체의 10% 정도에 불과합니다. 변형성무릎관절증 중 80~90%는 머리를 앞으로 쭉 빼고 걷는 '꼬꼬닭 걸음'과 과체중 때문인 것이지요.

우리 몸은 매우 정교하게 잘 만들어져 있으며 대부분의 문제는 자연히 회복시키는 기능을 갖추고 있습니다. 여기서 말한 관절증에도 스스로 치유하는 자가 회복 기능이 작동합니다. **다만, '보행법'은 예외입니다.** 누군가의 지적을 듣고 깨달아 스스로 고치지 않으면 때를 놓칠 수가 있습니다.

▌'진통제를 먹으니 걷겠더라'가 가장 위험하다!

상처가 생겼을 때 스스로 치유하는 능력을 자연치유력이라고 합니다. 이 '자연치유력'이라는 말은 다들 많이 들어보셨을 텐데, 메커니즘만 정확히 알아두면 누구나 쉽게 십분 활용할 수 있을 것입니다. 우리 몸이 자연히 낫는 복구(치유) 메커니즘은 어떤 경우이든 똑같으니 간단한 예를 들어 설명해 보겠습니다.

혹시 양배추 채를 썰다가 칼에 손가락을 벤 적이 있습니까?

그러면 손가락에서 피가 나겠지요. 자, 그럼 이제 어떻게 해야 할까요? 일단은 세균이 들어가지 않게 깨끗한 물로 씻은 뒤 반대편 손으로 상처 부위를 꾹 눌러 지혈을 합니다. 몇 분 후 더 이상 피가 나지 않으면 지혈이 된 것입니다.

그런데 또다시 피가 나기 시작하면 어떡할까요? 한 번 더 손을 씻고, 잘 닦은 후 반창고를 붙여줍니다. 몇 시간 후 더 이상 피가 나지 않으면 지혈이 된 것입니다(만약 꾹 누르고 있어도 피가 멈추지 않을 정도로 상처가 깊은 경우라면 동맥이 잘린 것이니 병원으로 가야 합니다).

이때 일어나는 모든 과정이 바로 '자연치유 메커니즘'입니다.

① 손가락을 베면 '아얏!' 하고 감각신경이 뇌에 손가락이 베인 사실을 알려줍니다.

② 그 사실을 알게 된 뇌는 칼에 베인 부분으로 혈액을 보내는데, 이때부터 염증이 시작됩니다.

로마의 의학 저술가인 켈수스가 말한 염증의 4가지 징후로는 발적(피부나 점막이 빨간빛을 띠는 것_옮긴이), 동통(통증), 발열, 종창(염증이나 종양 등으로 인해 피부가 부어 오르는 것_옮긴이)이 있습니다. 또한 로마의 의학자 갈레노스는 여기에 '기능장애'라는 징후 하나를 더 추가해 염증에 5가지 징후가 있다고 했습니다. 각각의 의미를 살펴보면, 동통은 아픔을 느끼는 것입니다. 손가락이 베였다는 사실과 그 위치를 뇌에 전달하지요. 발적과 종창, 발열은 베인 부위에 혈액이 몰려 발생합니다. 기능장애는 완전히 치유되기까지 잘 움직이지 못하도록 하여 환부의 안정을 도모하는 작용을 합니다.

③ 베인 부위(환부)에 혈액이 몰리면 일단 혈액 속의 혈소판이 베인 부위에 접착제처럼 딱 붙어 상처가 난 부분을 막아줍니다.

혈소판은 섬유질처럼 베인 부위를 덮어 혈액이 새어나오지 않게 막습니다. 동시에 베인 피부도 섬유로 덮어줍니다. 이때 베인 부위가 불룩해지면서 낫는데, 그것이 섬유(fiber, 육아조직, 피브린 응고 물질)입니다.

④ 혈액 속 백혈구가 불룩해진 섬유를 먹어치우면 그 부근 조직이 재생됩니다. 그곳이 피부라면 피부조직이, 혈관내피세포라면 혈관내피가 재생되겠지요.

⑤ 손가락이 베인 후 1~2일은 환부가 불룩해지고 육아조직으로 인해 피가 멎습니다. 7일이 지나면 불룩해진 육아조직도 사라져, 마치 아무 일도 없었던 것처럼 손가락이 원래대로 돌아옵니다.

▌'통증'이 있어야 '치료'가 시작된다

완전히 낫기 전까지는 통증이 계속됩니다. 아직 혈액을 환부에 보낼 필요가 있기 때문이지요. 하지만 7일 정도 지나 완전히 회복되고 나면 통증도 사라집니다.

우리 몸의 복구 메커니즘은 뼈나 장기 세포나 모두 이러한 과정을 거쳐 이루어집니다. 우리 몸속에서 이루어지는 자연치유의 과정은 그 순서가 항상 똑같지요. 뼈가 부러졌을 때도 칼에 베였을 때와 똑같은 시스템이 발동됩니다.

① 뼈가 부러지면 뼈막에 있는 감각신경이 '아얏!' 하고 통증이 있음을 뇌에 알립니다.

② 뇌는 'OK, 접수!'라고 하며 혈액을 환부에 보내는데, 그때부터 염증이 시작됩니다.

③ 뼈는 반창고를 붙이지 않고, 일단 환부를 잡아당겨 부러진 부위의 위치를 바로잡은 뒤 부목을 대어 고정합니다. 만약 부목을 대도 움직이면 깁스로 고정하고, 깁스로도 제대로 고정되지 않으면 메스로 갈라 플레이트와 나사로 고정하는 수술을 진행합니다.

④ 통증이 계속되는(부러졌다는 신호를 뇌에 계속 주는) 동안에는 골절 부위에 혈액이 보내집니다(염증). 그리고 혈액 속 혈소판이 환부에 접착된 상태로 고정됩니다.

⑤ 뼈가 부러진 후 2~3주면 육아조직은 완전히 고정됩니다. 그리고 환부에 모인 백혈구(대식세포, macrophage)가 불룩해진 육아조직을 먹어치우면 주위와 똑같은 뼈 조직이 재생됩니다. 골절 후 4~6주가 지나면 딱딱한 뼈와 붙습니다.

자, 어떤가요? 우리 몸의 복구(자연치유) 기능이 정말 놀랍지 않습니까?

술을 많이 마셔 간이 피로한 경우에도 이와 똑같은 과정을 거쳐 재생됩니다. 그렇다고 안심해서 과음을 반복하면 안 됩니다. 그러면 재생속도가 손상속도를 따라가지 못해 간의 섬유화(간경변)가 진행되거든요. 섬유는 어디까지나 재생을 위한 접착제이므로 간과 똑같은 기능을 하진 않습니다.

그럼 이제 무릎으로 다시 돌아와 볼까요?

무릎이 아파서 걷기가 힘들 때 진통제를 먹고 무릎 통증을 없애면 어떻게 될까요? 몇 가지 예를 들어 설명했으니 이제 다들 아시리라 믿습니다.

진통제로 통증을 없애는 것은 어디까지나 대중요법에 불과합니다. 안정을 취하지 않고 계속 걷거나 계단을 내려가면 연골만 자꾸 닳아 없어질 뿐입니다.

진통제를 먹는다고 연골이 늘어나지는 않습니다. 심지어 진통제의 소염 효과 때문에 뇌에 신호를 보냄으로써 시작되는 우리 몸의 자연치유 메커니즘의 시작 버튼이 눌리지 않게 됩니다.

▌ 알고 보면 정말 '무서운' 진통제

저는 항상 "진통제를 상습 복용하면 안 된다!"고 말합니다. 그러니 진통제 이야기를 조금 더 해 볼게요.

진통제와 관련해 반드시 알아두어야 할 사실이 있습니다.

진통제에는 세 가지 종류가 있습니다. 모두 일시적으로 통증을 없애는 약일 뿐 연골을 늘리는 기능은 전혀 없습니다.

세 가지 종류의 진통제는 각각 '어디서 통증을 멈추는가?'에 따라 차이가 있습니다. 자신이 복용하는 진통제가 어디에 해당되는지 혹시 알고 계시나요?

① 소염진통제(NSAID) (상품명: 로키소닌, 셀레콕스, 볼타렌)

물리적인 장애가 발생하면 뇌에 통증이 전달됩니다. 그 후 염증이 생기고 장애 복구 메커니즘이 가동됩니다. 다 나을 때까지는 통증이 지속되는데, 이렇게 통증을 계속 유발하는 것이 바로 '통증 물질'입니다. '통증 물질'은 타박상뿐만 아니라 두통이나 생리통이 있을 때도 나옵니다.

'통증 물질'의 하나인 프로스타글란딘(PG)은 감각신경에 통증을 전달합니다. 뇌에서 프로스타글란딘(PG)이 방출되면 발열이 일어나는데요. 염증과 통증, 발열은 프로스타글란딘이라 불리는 물질에 의해 통증이 감각신경에 전달되면서 시작되는 것입니다. 그런데 **이 프로스타글란딘(PG)의 작용을 억제하는 약이 바로 소염진통제입니다.**

소염진통제를 먹으면 염증이 억제되어 통증이 사라집니다. 하지만 혈류의 흐름을 방해하므로 신장이나 점막 조직의 장애를 일으킬 수 있습니다. 소염진통제를 매일 아침저녁으로 2~3년간 복용하면 신장 기능이 떨어져 투석이 필요해질 수도 있습니다.

통증 전달 경로를 차단하는 진통제

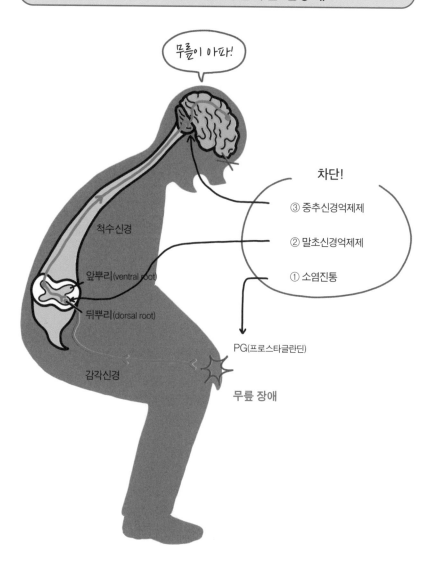

위나 장의 점막조직도 혈액이 줄어들면 함께 죽어버리므로 통증이 생깁니다. 그래서 소염진통제는 위장약과 함께 처방하는 경우가 많습니다.

② 말초신경억제제 (상품명: 리리카, 프레가발린)

계속 ①의 소염진통제를 복용했다면, 우리 몸에선 그것을 분해하는 회로가 더욱 빨라져 약이 더 이상 듣지 않게 됩니다. 그러면 다른 경로로 통증을 없애야 하겠지요. 특히 허리통증 같은 만성 통증을 차단하기 위해서 사용되는 약이 바로 이것입니다. **감각신경이 척수 뒤뿌리를 통해 전달한 통증 자극은 뇌로 향하는데, 이 뒤뿌리의 입구에서 통증을 차단하는 것이 바로 말초신경억제제입니다.**

척수신경 뒤뿌리에는 통증뿐만 아니라 발바닥의 위치감각 같은 정보도 함께 들어오는데, 말초신경억제제는 그것까지 전부 차단하고 맙니다. 그러니 이 약을 계속 먹게 되면 부작용으로 평형감각을 잃어 휘청거릴 수 있습니다.

③ 중추신경억제제 (상품명: 모르핀, 뇌에 작용하는 마약)

통증 자극은 신경을 통해 척수를 타고 올라가 뇌를 향해 가는데, 중추신경억제제는 뇌에서 통증을 차단하는 약입니다. 부작용으로는 변비와 의존증(중독) 등이 있습니다.

①에서 ③까지의 모든 진통제는 제각각 우리 몸에서 일어난 사고를 뇌에 전달하는 경로 중 어느 한 지점에서 그 신호를 차단하는 작용을 합니다. **물론 통증이 있어 몹시 아픈데 진통제를 먹지 말라고 할 수는 없겠지요. 다만 꼭 먹어야 할 때만 먹는 것이 좋습니다.**

어느 약을 먹든 근본적인 원인이 치유되는 것은 아닙니다. 하지만 통증이 싹 사라지기 때문에 다 나았다고 착각하는 사람이 많습니다. 이것을 치료라고 하기엔 무리가 있지 않을까요? 진통제는 필요하지만, 어디까지나 대중요법에 불과하다는 사실을 알고 복용해야 합니다.

우리를 괴롭히는 통증은 사실 우리 몸에 필요하기 때문에 생긴 것입니다. 그러니 오히려 내 몸을 지켜주는 경찰관이라 생각하면 어떨까요? 무작정 통증을 없애다가는 오히려 중요한 것을 놓칠 수 있습니다. 우리 몸은 의미 없는 신호를 보내지 않으니까요.

통증이 왜 생겼는지 알고, 그 원인을 개선하여 통증이 더 이상 나타나지 않도록 하는 것이 '근본적인 치료'입니다. 반면에 통증(증상)만을 없애는 것이 '대증요법'인데, 그것 때문에 증상이 악화하는 경우도 있다는 점을 꼭 기억하기 바랍니다.

▌ 대증요법을 계속 쓰면 어떻게 될까?

무릎 통증의 원인은 찾지 않고 진통제라는 대증요법만 계속 쓰면 어떻게 될까요? 변형성무릎관절증의 약 90%를 차지하는 '안쪽 연골' 소실 사례로 살펴보겠습니다.

무릎관절은 넙다리뼈와 정강뼈 사이에 위치해 있는데, 여기에는 관절연골과 반달연골이 있습니다.

엑스레이 사진을 보면 종아리뼈에 가까운 쪽이 '바깥쪽(외측) 무릎관절', 종아리뼈에서 먼 쪽이 '안쪽(내측) 무릎관절'입니다(다음 그림 참조). 건강한 사람의 무릎을 엑스레이로 찍어 보면, 바깥쪽 무릎관절과 안쪽 무릎관절의 틈이 약 10mm 정도로 균등합니다.

연골의 성분은 70~80%가 수분이므로 엑스레이 상으로는 나

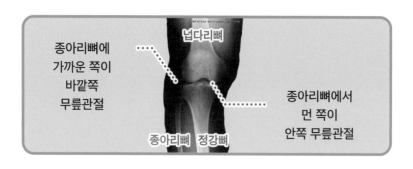

오지 않습니다. 의사들도 초진 때 무릎에 체중이 가해지는 상태(선 자세)로 엑스레이를 찍어 넙다리뼈와 정강뼈 사이 틈새의 부피를 연골의 양으로 보고 진찰에 참고합니다.

내측 변형성무릎관절증 초기인 사람의 경우, 무릎 엑스레이 사진을 보면 안쪽 무릎관절의 틈새가 다소 좁아져 안쪽 연골이 소실되기 시작했다는 사실을 알 수 있습니다(다음 그림 참조). 이것이 O자형 변형의 시작입니다.

그러면 보행 시 체중은 연골이 줄어든 안쪽 무릎관절에 고스란히 가해지겠지요. 그래도 아직 연골이 조금은 남아 있기 때문에 걸음을 걸어도 별로 아프지는 않습니다. 다만, 관절연골 사이에 낀 반달연골은 공간이 점점 좁아지므로 손상되기 쉽습니다. 그래서 초기의 무릎 통증은 안쪽 무릎관절의 '반달연골 손상'에 의한 경우가 많습니다.

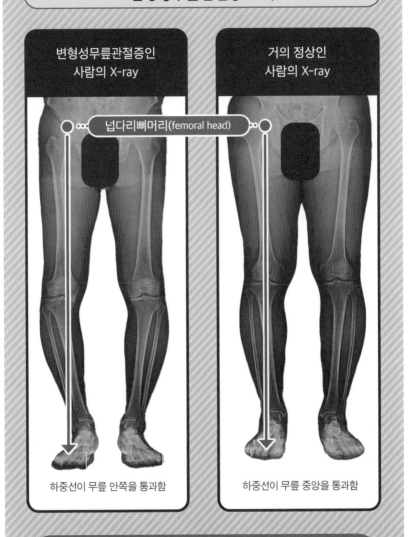

변형성무릎관절증 초기

변형성무릎관절증인 사람의 X-ray	거의 정상인 사람의 X-ray

넙다리뼈머리(femoral head)

하중선이 무릎 안쪽을 통과함

하중선이 무릎 중앙을 통과함

초기 : 약간이지만 틈(연골)이 남아 있음

▌무릎 통증에 기복이 있는 이유는 무엇일까?

변형성무릎관절증 초기에 걸음걸이를 바꾸지 않고 지금까지와 똑같이 생활하게 되면 연골이 점점 닳아 결국 변형성무릎관절증이 진행되고 맙니다.

변형성무릎관절증 중기에 엑스레이를 찍어 보면, 관절의 틈새가 좁아져 있어 하중이 가해질 경우 넙다리뼈와 정강뼈가 부딪친다는 것을 알 수 있습니다. 무릎관절은 바깥쪽으로 툭 튀어나오고, 다리는 O자형으로 변형되었지요(64페이지 사진).

무릎의 안쪽 연골이 닳아 없어지는 O자형 변형은 양 무릎이 점점 벌어지기 때문에 안정감이 있습니다.

무릎의 안쪽 연골이 소실되는 경우가 약 90%, 무릎 바깥쪽 연골이 소실되는 경우가 전체의 약 10%입니다. 무릎 바깥쪽 연골이 소실되면 무릎관절이 안쪽으로 휘어져 다리는 X자형으로 변형됩니다. 양 무릎이 X자로 변형되면 걷기가 어려운데, 옆에서 보면 가위질을 하듯 걷는다고 하여 이러한 보행법을 '가위걸음(scissor gait)'이라고도 합니다.

O자형이든 X자형이든 중기 정도까지 변형되어 안쪽 혹은 바깥쪽 연골이 전부 소실되면 뼈와 뼈가 맞닿습니다. 맞닿은

부분의 뼈를 보면 유달리 하얗게 '석회화'되어 있는 것을 알 수 있는데, 그것은 미세골절이 일어났다가 회복되기를 반복해 왔다는 증거입니다. 골절된 부분이 회복될 때는 다른 부분보다 칼슘이 더 많이 붙기 때문에, 석회가 침착되어 강도가 더 강해집니다. 수술로 그 부분을 열어 보면, 뼈가 대리석처럼 딱딱해져 있음을 볼 수 있습니다.

미세골절은 칼슘이 침착되어 회복되는 과정에서 통증이 사라집니다. 하지만 연골이 없는 상태이므로, 통증이 덜하다고 막 움직이기 시작하면 나은 부위 바로 근처에 또다시 미세골절이 일어나 통증이 나타납니다. 그런 과정이 반복적으로 이루어지다 보니, 변형성무릎관절증은 통증이 있다가도 없는 등 통증의 기복이 있다고 느끼는 사람들이 있습니다.

통증의 기복은 하루 동안에도 나타날 수 있고, 일 년에 걸쳐 나타날 수도 있습니다. 아침에는 끊어질 듯 아프다가도 오후가 되니 좀 편해진다든가, 2월부터 4월까지는 아파서 외출도 못했는데 5월이 되니 나아지는 등 다양한 양상을 보입니다. 이는 미세골절이 일어나는 양과 장소, 회복이 끝난 양과 장소에 따라 달라지기 때문입니다.

변형성무릎관절증 중기

X자형 다리

하중선이 무릎 바깥쪽을 통과함

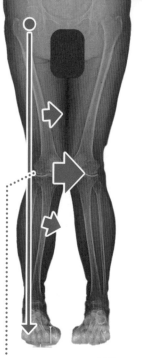

걸을 때마다 무릎관절이 **안쪽**으로 들어가 **바깥쪽 연골**이 계속 닳음

O자형 다리

하중선이 무릎 안쪽을 통과함

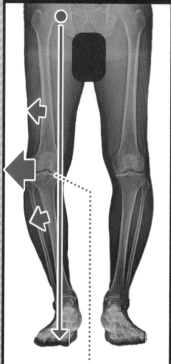

걸을 때마다 무릎관절이 **바깥쪽**으로 밀려나 **안쪽** 연골이 계속 닳음

중기 : 연골이 소실되어 뼈와 뼈가 맞닿은 상태

중기가 되면 낮은 의자에 앉았다가 일어날 때 '우드득' 하며 뼈끼리 맞닿는 소리가 납니다. 그러면 '미세골절'이 일어나 극심한 통증이 수반되므로, 걷기를 주저하는 사람이 많아집니다. **또 O자형 변형이 진행되기 때문에, 한 걸음 한 걸음 체중이 실릴 때마다 무릎관절은 바깥쪽으로 밀려나**(64페이지 사진 참조) **안쪽 연골이 점점 더 빠르게 닳습니다.** 결국 관절 내 공간이 좁아져 반달연골은 점점 밀려나 안쪽으로 탈구가 됩니다. 그러니 O자형 변형이 진행된 상태로 걸으면 안 됩니다.

X자형 변형도 마찬가지입니다. 중기가 되면 뼈와 뼈가 우드득 소리를 내며 맞닿습니다. X자형 다리는 무릎 바깥쪽 연골이 먼저 소실되므로 바깥쪽 뼈들이 서로 맞닿게 됩니다. 64페이지의 사진과 같이, 체중이 실리면 무릎이 안쪽으로 들어가 바깥쪽 무릎관절이 점점 닳습니다.

▍ '다쓰미식 보존요법'으로 연골을 지키자!

'미세골절'은 뼈가 '툭' 하고 부러지는 것이 아니라, 머리카락

만큼 미세한 금이 가거나 다리 표면을 덮는 골피질이 손상된 것을 말합니다. 골피질에는 뼈막이라는 얇은 조직이 있는데, 거기에 통증을 느끼는 감각신경이 있어서 심한 통증을 느끼는 것입니다. 하지만 뼈가 완전히 부러져 둘로 나뉜 것은 아니라서 통증만 완화하면 걸을 수는 있습니다.

이 단계에서 진통제를 먹고 걸을지, 골피질에 금이 간 게 회복된 뒤에 걸을지의 선택에 따라 앞으로의 상황은 크게 달라집니다. 시간을 내기가 쉽지는 않겠지만, 일단 다쓰미식 보존 요법을 한번 해 보세요.

정형외과 교과서에는 변형성무릎관절증 중기(무릎관절 안쪽이나 바깥쪽 연골이 완전히 소실되어 뼈와 뼈가 맞닿은 상태)가 되면 수술밖에 답이 없다고 나와 있습니다. 앞서 말했다시피 저도 거의 20년 전에는 중기 환자들에게 진통제가 듣지 않으면 "이젠 수술밖에 방법이 없습니다"라고 말했습니다.

하지만 중기 이후의 환자들도 통증 없이 걸을 수 있다는 사실을 알게 된 지금은 더 이상 이 단계에서 수술 이야기를 꺼내지 않습니다. 중기 이후에 진통제를 꾸준히 복용하는 것은 무릎 상태를 더 악화시키는 길이라는 사실을 알게 되었기 때문입니다.

통증만 없애고 지금까지와 똑같이 활동하게 되면 연골의 복구 메커니즘이 손상 속도를 쫓아가지 못해 결국 말기로 진행되고 맙니다. **이 단계에서의 진통제 사용은 통증이 아주 심할 때로 국한하고 연골 재생 운동을 통해 치료기간 동안 연골을 보호할 수 있다면, 수술을 하지 않고도 통증 없이 걸을 수 있습니다.** 즉 중기가 바로 무릎의 운명을 결정짓는 갈림길이라는 뜻이지요.

변형성무릎관절증 말기가 되면 엑스레이 상으로 정강뼈가 마모되고 넙다리뼈가 박혀 있는 것을 볼 수 있습니다. 이것이 '골결손(bone defect, 뼈 결손)'이라 불리는 상태입니다(69페이지 참조).

여기까지 변형이 진행되면 무릎 안에 있는 인대 4개의 균형도 깨지므로 걸음걸이가 불안정해집니다.

연골에는 감각신경이 없기 때문에 완전히 소실될 수도 있는데, 보통 뼈가 결손되는 상황까지 가지는 않습니다. 뼈막에 분포되어 있는 감각신경이 보호해주기 때문입니다.

뼈가 결손될 정도의 충격을 받으면 너무 아파서 한 걸음도 내딛지 못합

니다. 하지만 강한 진통제를 일상적으로 복용하다 보면 통증을 느끼지 못하므로 뼈가 결손되는 상태까지 진행되어버립니다.

또 중기 이후에는 안쪽 연골이 소실되고 무릎 위치가 몸 바깥쪽으로 많이 밀려나기 때문에, 체중은 무릎관절과 꽤 멀리 떨어진 안쪽 지점에 실립니다. 그 무게를 지탱하려다 보니 넙다리뼈가 뒤틀리고 정강뼈와 종아리뼈가 기울어져 점점 다리가 O자형으로 변하는 것이지요. 그렇게 되면 다음 페이지 사진처럼 걸을 때 매번 체중의 5배나 되는 무게가 안쪽에 실리므로, 변형성무릎관절증의 원인이라 할 수 있는 안쪽 넙다리뼈와 정강뼈의 손상은 점점 더 빠르게 진행됩니다.

말기가 되면 수술을 해도 예후가 그다지 좋지 않은 경우가 있습니다. 이는 골결손이 많이 진행된 탓입니다. 그러니 '절대 악화시키지 않겠다'는 굳은 각오로 보존요법을 시도해 보는 것은 어떨까요?

어느 단계에서 하든 손해 볼 일은 없습니다. 그것이 다쓰미식 보존요법입니다.

그럼 지금부터 보존요법에 대해 알아볼까요?

변형성무릎관절증 말기

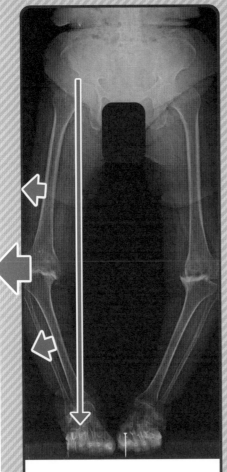

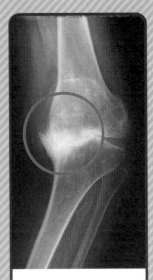

말기에는 연골이 소실되었을(중기) 뿐만 아니라, 정강뼈 뒤쪽 뼈가 결손되고 넙다리뼈가 박힙니다.

일반적으로 뼈가 마모되면 극심한 통증이 수반되므로 이 정도로까지 진행되진 않습니다. 그러나 진통제를 일상적으로 복용하게 되면 말기까지 진행되어버립니다.

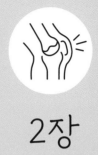

2장

'연골 부활'로
100년 가는 무릎 만들기

무릎 연골은 '자력'으로
재생 가능하다

▎'무릎 연골은 재생되지 않는다'는 오해

'나이가 들어 무릎 연골이 닳으면 걸을 때 통증이 있거나 걷기가 힘들어진다. 한번 닳으면 쉽게 돌아오지 않고, 자력으로는 다시 되돌릴 수 없다….'

무릎 연골은 아무래도 기사나 TV광고 등의 영향으로 이런 오해를 많이 받습니다. 그러나 **무릎 연골은 매일 닳아 없어지고 또 새로 만들어지는 '신진대사'를 반복합니다.**

결론부터 말하자면, 무릎의 유리연골은 아무리 닳아도 아주 조금 남아 있기만 하다면 셀프케어를 통해 원래 수준까지 재생 가능합니다.

《100년 다리》에서도 말했지만, 인간의 신체 세포 중에서 태어나서 죽을 때까지 한 번도 변하지 않고 태어났을 때의 상태 그대로를 유지하는 세포는 존재하지 않습니다. 매일 재생을 반복함으로써 똑같은 상태를 유지하고 있기 때문에 변하지 않는 것처럼 보일 뿐이지요(이것이 바로 '신진대사'입니다).

'수술밖에 답이 없다'고 생각할 만한 단계라 해도 적절한 관리를 통해 재생이 가능합니다. 그러니 이 책을 '예방 차원에서 읽어야겠다' '무릎이 좀 아픈데 여기서 더 악화되지 않도록 읽어 봐야지'라고 생각한다면 충분히 재생 가능한 상태라 보아도 좋습니다. 자신이 가진 자연치유력을 믿고 무릎 연골을 지켜 나갑시다.

- 무릎관절의 연골이 아직 남아 있는 상태라면 셀프케어로 원상복구가 가능하다.
- 무릎관절의 연골이 완전히 소실되었다면 '유리연골'은 생성되지 않겠지만, 셀프케어를 통해 '섬유연골'의 재생을 촉진하는 것은 가능하다. 새로 생성된 '섬유연골'이 쿠션 역할을 해줄 것이다.

갑자기 전문적인 용어가 나와 당황하셨나요? 하나씩 상세하게 설명해 드릴 테니 걱정할 필요는 없습니다.

이 두 가지 사실만 머릿속에 넣은 뒤 편한 마음으로 다음 내용을 읽어주시기 바랍니다.

▌무릎의 관절연골은 '미끌미끌한 관절액'이 열쇠

인간의 몸에는 약 260개의 관절이 있습니다. 관절이란 뼈와 뼈를 이어주는 이음매이고 움직일 수 있는 구조로 되어 있는데, 그중에서도 무릎관절은 체중의 5~8배나 되는 하중이 가해져 '하중관절'이라고도 불릴 정도로 혹사당하는 부위입니다. 무릎관절은 넙다리뼈와 정강뼈를 이어주는 역할을 합니다.

무릎의 관절연골은 정강뼈와 맞닿는 넙다리뼈 표면, 그리고 넙다리뼈와 맞닿는 정강뼈 표면에 있습니다(79페이지 참조). 넙다리뼈와 정강뼈의 끝부분을 미끄럽고 얇은 막으로 덮어 뼈끼리 부딪쳐 깨지지 않도록 하는 쿠션 역할을 한다고 이해하면 됩니다.

무릎의 관절연골은 전체의 70~80%가 물인 유리연골로, 마찰계수(미끌미끌한 정도를 표현한 지표)가 0.005라 아주 미끌미끌합니다. 무릎뿐만 아니라 몸 전체 관절의 연골(이것을 관절연골이라 함)은 바로 유리연골입니다.

표면이 유리처럼 보인다고 해서 유리연골이라고 하는데, 이것 덕분에 우리는 힘차게 걷거나 뛰거나 높이 뛰어오를 수가 있습니다. 체중의 몇 배나 되는 하중을 연골 쿠션이 흡수해 주기 때문에 무리 없이 일어설 수가 있는 것이지요.

신경과 혈관이 없는 관절연골은 관절액을 통해 영양을 받는데, 체중이 가해져 관절연골이 압축되고 관절액이 이동하게 되면 관절연골 세포에 영양이 도달합니다.

방금 '관절액'이라는 용어가 나왔지요? 우리 몸에 있는 관절은 전부 관절주머니로 덮여 있는데, 이 관절주머니 안쪽에 있는 윤활막세포에서 분비되는 미끌미끌한 윤활액이 바로 관절액입니다. 관절액에는 관절의 마찰을 줄여주는 성분, 연골세포의 영양과 성장을 돕는 성분이 녹아 있습니다.

연골을 원래대로 회복시키려면 손상되었을 때는 체중을 최대한 싣지 않고 많이 움직여야 합니다. 그래야 영양이 스며들거든요. 반면에 손상되지 않았을 때는 체중을 실어 약간의 압력을 가해야 구조가 더 강화됩니다.

▌뒤에서 묵묵히 일하는 부지런한 일꾼 '연골'

연골이 있기 때문에 우리는 씩씩하게 걸을 수가 있습니다. 앞서 말했듯 체중의 몇 배나 되는 하중을 쿠션 역할을 하는 연골이 흡수해, 뼈가 공중에 붕 떠 있는 것처럼 마찰 없이 미끄러지며 움직이기 때문입니다.

그러다 혹 미끄러져서 관절이 빠지거나 하지 않도록 관절 안에서 뼈와 뼈를 연결해주는 것이 인대와 관절주머니, 그리고 반달연골입니다.

무릎관절의 연골에는 앞서 설명한 '유리연골로 되어 있는 관절연골'과 또 하나, '섬유연골로 되어 있는 반달연골'이 있습니다. 이 두 가지가 '더블 키퍼 체제'로 충격으로부터 관절을 보호하고 있습니다.

넙다리뼈와 정강뼈의 표면을 덮은 관절연골(유리연골)은 너무도 섬세하여 쉽게 찢어지지만 마찰계수가 엄청 낮아 미끌미끌합니다. 반면에 반달연골을 구성하는 섬유연골은 유리연골에 비해 마찰계수가 커 꺼칠꺼칠한 느낌이고, 내성이 있으며 당기는 힘에 강한 성질이 있습니다.

그래서 반달연골은 윗뼈와 아랫뼈를 지지해주는 안정화 장치(stabilizer)의 역할을 합니다. 무릎을 꿇고 앉으면 무릎의 바깥쪽 반달연골은 관절 뒤쪽으로 탈구되면서 쭉 늘려진 상태가 되는데, 그래도 찢어지지 않고 원래대로 돌아올 수 있는 것은 섬유연골로 되어 있기 때문입니다.

변형성무릎관절증 초기에는 관절연골이 아직 약간 남아 있는데, 관절의 틈이 좁아진 상태라 반달연골이 손상된 경우가 있습니다.

반달연골이 손상되면 무릎을 굽히거나 펼 때 통증과 함께 무언가 걸리는 듯한 느낌이 납니다.

심할 경우에는 무릎에 물(관절액)이 차거나, 갑자기 무릎이 움직여지지 않는 '무릎 잠김(locking)' 현상이 일어나 걷지도 못할 만큼 극심한 통증을 느끼게 되지요.

무릎관절에 있는 '뼈 표면의 유리연골'과 '뼈 사이의 반달연골(섬유연골)'은 서로 종류가 약간 다른 연골 조직이라 할 수 있습니다. 눈에 띄지는 않지만, 조용히 자기에게 주어진 역할을 묵묵히 해내고 있지요. 그야말로 조용하지만 뒤에서 부지런히 일하는 일꾼입니다. 뒤이어 다뤄질 '연골극장'에서 그 일꾼들에 대해 좀 더 깊이 알아봅시다.

연골극장 ①
관절연골의 구조는 이렇다!

● 관절연골(위치에 따른 이름)은 유리연골(소재에 따른 이름)로 이루어져 있으며, 70~80%가 수분입니다. 충격을 흡수하는 역할을 담당하며, 마찰이 없고 표면이 미끌미끌하지요.

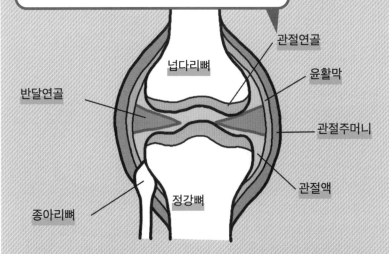

넙다리뼈

관절연골

윤활막

반달연골

관절주머니

관절액

종아리뼈

정강뼈

건강한 관절연골은 물을 대량으로 흡수한 스펀지 같은 상태입니다. 표면이 아주 약한 전기를 띠어, 이로 인해 넙다리뼈의 연골과 정강뼈의 연골이 서로 반발하기 때문에 틈이 유지되는 것입니다.

하중이 가해지면

활동하는 과정에서
관절에 체중이 실리면,
관절연골에서
관절액이 밀려나오면서
찌부러집니다.

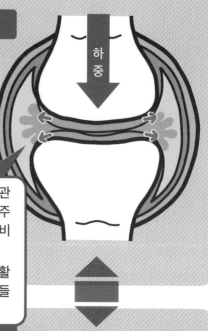

● 관절 속 수분에 해당하는 관
절액은 관절을 감싼 관절주
머니 안쪽(윤활막)에서 분비
됩니다.
● 관절액에는 미끌미끌한 윤활
성분과 연골 영양 성분이 들
어 있습니다.

하중이 사라지면

하중이 가해졌다가
사라지면 관절액이
관절연골로 이동하여
연골세포는 촉촉해집니다.
하지만 강한 부하가
계속 가해지면 원래 상태로
돌아오기가 힘들어져
흔히 '닳았다'라고
말하는 상태가 됩니다.

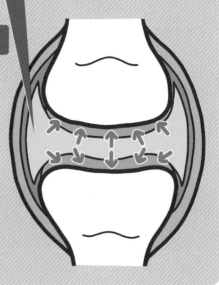

연골극장 ②
반달연골의 구조는 이렇다!

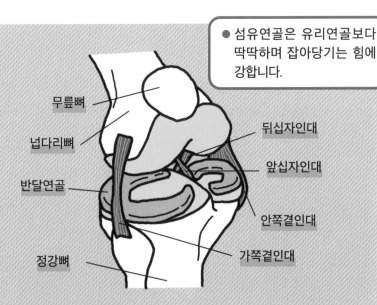

> ● 섬유연골은 유리연골보다 딱딱하며 잡아당기는 힘에 강합니다.

무릎뼈

넙다리뼈

반달연골

정강뼈

뒤십자인대

앞십자인대

안쪽곁인대

가쪽곁인대

반달연골은 관절연골(유리연골)과는 달리 두꺼운 콜라겐 섬유를 함유한 섬유연골로 이루어져 있습니다. 관절에 하중이 가해지면 넙다리뼈 연골과 정강뼈 연골 사이의 틈이 좁아져 반달연골이 있을 공간이 없어지므로 제 위치에서 벗어나게 됩니다(탈구). 하중이 사라지면 원래대로 돌아가는데, 그것이 반복되면 안쪽의 얇은 부분이 손상됩니다.

반달연골

반달연골의 중앙(약 2/3 정도) 부분은 얇습니다.
주로 '체중을 실어 무릎을 비트는' 동작 때문에
끊어지기 쉽습니다.
이 얇은 부분은 자연적으로 재생되기 힘듭니다.

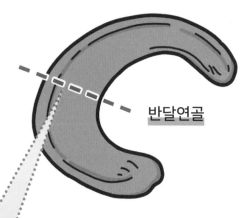

반달연골

단면도

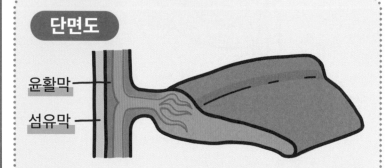

윤활막

섬유막

● 부위에 따라 두께가 다르고, 바깥쪽 가장자리 부분에는 혈관과
  신경이 분포되어 있어 아주 살짝 더 두껍습니다.

▌연골을 자력으로 늘리는 '다리 내던지기 운동'

앞서 "진통제를 먹고 안 아프다고 막 걸으면 안 됩니다"라고 말씀드린 것, 기억하시나요? 통증은 뇌에 연골 복구 메커니즘을 작동시키는 신호이며, 그 덕분에 환부에 혈액이 몰려 복구가 시작된다고 설명했었지요.

하지만 관절연골과 반달연골 중앙의 얇은 부분에는 신경과 혈관이 없습니다.

즉 "앗, 닳아버렸네'"라든가 "아이쿠, 찢어졌네"와 같이 손상된 사실을 발견하거나 즉각적으로 통증을 느끼진 못한다는 말입니다.

그리고 혈관이 없다는 것은 손가락이 베였을 때처럼 '염증→통증→환부에 피가 몰림→섬유로 덮음(딱지)→복구'의 과정을 거쳐 신속하게 치유되지 않음을 의미합니다. 이러한 특징 때문에 '연골은 재생되지 않는다'라는 오해가 생긴 것일지도 모르겠네요.

하지만 연골은 일상적으로 손상되기도 하고 회복되기도 합니다. 혈관이 없어도 필요한 영양보급과 대사는 제대로 이루어지기 때문입니다.

혈관의 역할은 관절을 둘러싼 '관절주머니'의 안쪽 막인 '윤활막'이 대신합니다. 윤활막세포를 통해 관절주머니 내의 관절액이 분비되어, 연골세포에 영양을 보급하고 불필요한 노폐물을 수거해 가는 것이지요.

이러한 영양보급 및 대사 작용을 촉진하려면 관절을 움직여 관절주머니를 신축시킴으로써 윤활막에 자극을 주는 것이 효과적입니다. 다시 말해, 움직이지 않고 계속 가만히 있어서는 안 된다는 말입니다.

이는 우리 몸 어느 관절이나 마찬가지입니다. 골절 등을 당한 경우에 최대한 빨리 재활을 실시하는 이유는 관절연골의 영양보급과 대사를 촉진하기 위해서입니다. 만약 재활을 게을리하면, 물론 뼈는 붙겠지만 관절이 뻣뻣해지고 맙니다(관절구축).

구체적으로 관절연골의 영양보급 및 대사를 촉진하는 데에는 관절주머니(윤활막)를 반복적으로 신축시켜 윤활막세포에 자극을 주는 운동이 효과적입니다. 이것은 제가 오사카시립대학 정형외과에 있었을 때 야마노 요시키 교수가 고안해 논문에도 소개했던 방법입니다. 그리고 그 방법을 제가 나름대로 개량한 것이 바로 다음에 소개할 '다리 내던지기 운동'입니다.

사실 예전에는 이 체조를 '다리 흔들기 운동'이라 불렀고, 《100년 다리》에서도 그렇게 소개했습니다. 그런데 허벅지 근육을 사용해 다리를 흔드는 사람이 많아서, 좀 더 효과가 있도록 하기 위해 이름과 방법을 조금 바꾸었습니다. 허벅지 근육의 힘을 사용해서 흔들어도 효과가 아예 없는 것은 아니지만, 손으로 다리를 끌어안듯이 감싸 쥐고 허벅지 근육은 힘을 쭉 뺀 상태로 손으로 내던지듯이 흔들어주는 것이 좀 더 효과적입니다.

만약 슬리퍼를 신은 상태에서 다리에 힘을 빼고 앞으로 툭 내던지듯 흔들면, 슬리퍼가 시원하게 쭉 날아갈 것입니다.

무릎 아래(종아리) 부분을 팔 힘으로 30회 흔들어주면 윤활막이 늘어났다가 줄어듦을 반복하게 되고, 그러면 관절 간격이 넓어져 관절액이 연골을 촉촉하게 만들어 준답니다.

자세한 방법은 3장에서 사진과 함께 알려드릴테니 동작을 따라 하며 슬리퍼를 휙 날려보세요.

▮ 삐뽀삐뽀! '기상 직후'와 '장시간 똑같은 자세'는 연골이 바싹 건조해진 상태라 위험하다!

매일 아침 일어나자마자 '다리 내던지기 운동'을 하는 습관을 들이면 좋습니다.

대체 왜 아침에 제일 먼저 하라고 추천하는 건지 궁금하시지요? 다 이유가 있습니다.

아침에 일어난 직후가 '연골이 가장 건조한 상태'이기 때문입니다.

연골 속 수분은 잠든 동안에 아래로 내려갑니다. 그러다 1시간 후 몸을 뒤척거리면 수분은 다시 반대편으로 이동합니다. 그런데 아무래도 잠을 잘 때는 움직임이 크게 없지요. 그러니 아무리 잠버릇이 고약한 사람이라도 연골은 일어났을 때가 가장 건조할 수밖에 없습니다. 그런데 여기서 주의할 점이 있습니다. 바로 연골은 건조할 때 찌부러지면 원상태로 되돌리기가 힘들다는 것이지요.

아침에 일어나면 다들 화장실에 가지 않나요? 제가 통계를 내 본 결과, 침대에서 화장실까지는 '평균 17걸음 정도'인데, 그 거리를 이동할 때도 체중의 5배가 연골에 실린다고 보면 됩니다. 심지어 촉촉하지 않고 바싹 마른 상태라 연골은 더욱 쉽게 손상됩니다. 집이 넓어서 침대와 화장실 사이의 거리가 멀면 멀수록 연골이 더 찌부러지고 말겠지요.

마찬가지로 책상에 앉아 장시간 같은 자세로 업무를 본 후, 또는 자기도 모르게 푹 빠져서 좋아하는 드라마를 2~3편 몰아서 본 후 '갑자기 일어설 때'도 크게 손상을 입습니다.

그러니 일어서기 전에, 체중이 실리기 전에, 한 걸음 내딛기 전에, 다리를 30회 내던지는 동작을 한 뒤 움직이는 것이 좋습니다.

좌우 30회 실시해도 1분 정도밖에 걸리지 않습니다. 그렇게만 해줘도 연골은 미끌미끌한 윤활액으로 가득 차 쉽게 손상되지 않지요. 그러니 습관적으로 해 보시기 바랍니다.

▌관절연골이 닳아 없어지면 그 역할을 '섬유연골'이 대신한다

윤활막이 늘어났다 줄어들었다 하여 윤활막세포에 자극이 가해지면, 윤활막세포에서 연골이 있는 관절 안으로 미끌미끌한 관절액이 분비됩니다. 이 관절액은 수분과 히알루론산, 콘드로이틴과 같이 잘 미끄러지도록 돕는 성분과 연골의 영양

성분, 성장인자를 함유하고 있습니다.

몇 차례 찌부러지는 과정을 거치며 연골의 양이 감소했다 해도, 관절연골(유리연골)이 남아 있기만 하다면 관절액의 영양 보급을 통해 복구(재생)가 가능합니다. '다리 내던지기 운동'을 하여 연골에 영양분을 제대로 보급하면서 일상적인 활동을 하시기 바랍니다.

무릎 통증을 예방하려는 목적으로 이 책을 읽는 것이라면, 생활 속에서 그러한 선순환이 반복되도록 노력해 보는 것이 어떨까요?

변형성무릎관절증 중기 이후, 넙다리뼈와 정강뼈가 완전히 맞닿아 연골이 소실되고 그 아래에 있는 뼈가 미세골절을 일으켰다 하더라도 포기하지 말고 이 책에서 소개하는 '다리 내던지기 운동' 등을 열심히 하는 것이 중요합니다.

관절연골(유리연골)이 완전히 닳아 없어진 경우에는 영양이 공급된다고 해서 관절연골이 재생되지 않습니다. 그 대신 '섬유연골'이 그 역할을 하게 되지요.

변형성무릎관절증의 치료법 중 하나로 '뼈자름술(절골술)'이라는 수술법이 있습니다. 이 수술을 받은 뒤, 다리가 곧아지고 무릎 통증이 사라짐을 경험한 분들이 있습니다. 그런데 뼈자름술 후에 통증이 사라졌다고 하는 사람의 무릎을 관절경으로 보았더니 연골이 완전히 닳아 없어진 그 자리에 섬유연골이 생겨난 것이 확인되었다는 보고가 나온 바 있습니다.

뼈자름술을 받으면 왜 무릎 통증이 사라질까요? 이는 걸을 때 하중이 가해지는 위치가 달라지기 때문입니다.

변형성무릎관절증 중기 이상이 되면 걸을 때 하중이 무릎 안쪽을 통과하는데(64페이지 오른쪽, 69페이지 사진 참조), 뼈자름술을 받으면 그 하중이 무릎관절의 정중앙을 통과합니다.

그렇게 되면 통증이 있던 안쪽 무릎관절에 틈이 생기는데다 바깥쪽 무릎관절의 연골은 아직 남아 있기 때문에 통증 없이 걸을 수 있습니다. 무릎 안쪽 연골이 소실되었지만 뼈끼리 닿지 않고, 보행 시 '다리 내던지기 운동'을 할 때와 같은 상태(관절 내의 뼈와 뼈 사이 간격이 넓어지고 윤활막이 신축을 반복하면서 관절액이 연골을 촉촉하게 만든 상태)가 됩니다.

뼈와 뼈가 닿지 않은 상태에서 다리를 흔들어주면 안쪽에 섬유연골이 재생됩니다. 이는 손가락을 베었을 때 염증이 생기고 섬유가 피부를 덮어 손상된 부위가 재생되는 메커니즘과 동일합니다.

사실 다쓰미식 보존요법은 이 뼈자름술과 동일한 메커니즘을 통해 섬유연골을 재생시킵니다.

하지만 '다리 내던지기 운동'으로 섬유연골이 재생되었다 하더라도 지금까지의 보행 습관을 고치지 않으면 새로 재생된 연골은 금세 손상되고 말 것입니다. 이때 뒤에서 소개할 모음근을 사용한 '안쪽 허벅지로 걷기'가 필요하게 됩니다. 어떤 운동인지 궁금하시지요? 기대하셔도 좋습니다.

▌**무릎에 '물'이 차면 어떻게 될까?**

아마도 살면서 무릎에 '물이 차는' 경험을 한 분들도 많으리라 생각합니다.

관절 내의 연골과 반달연골이 손상되면 자연치유력이 발동해 관절액이 왕성하게 분비되지요.

원래 관절 안에는 혈관이 거의 없지만, 이러한 '비상사태'에는 윤활막에 계속해서 혈관이 생성되어(신생혈관) 피가 흐르기 시작합니다. 여기서 말하는 비상사태란 변형성무릎관절증 중기 이후이거나 관절 내에 세균이 침입했을 때, 그리고 통풍 등으로 결정이 생겼을 때입니다.

그리고 백혈구가 왕성하게 분비된 관절액에 들어가 손가락을 베었을 때와 똑같은 과정을 거쳐 치유를 하기 시작합니다. 즉 자연치유의 일환으로서 염증이 생기는 것이지요. 참고로 관절액의 양이 늘어나면 관절 내압이 높아져 무릎이 아픕니다.

연골 아래에 위치한 뼈의 미세골절, 세균, 결정 등과 같은 원인이 제거되면 신생혈관은 사라지고 관절액은 원래 양으로 돌아갑니다. 하지만 원인이 제대로 제거되지 않으면 관절액이 계속 늘어나 무릎관절이 빵빵하게 붓는데, 그렇게 되면 내압 때문에 움직임이 나빠지고 통증도 심해집니다.

정형외과에 가면 주사기로 물(관절액)을 빼줄 것입니다. 이렇게라도 해서 일상생활을 할 수 있도록 해야 하니까요. 하지만 통증이 완화되고 나면 반드시 그 원인을 파악해 제거해야 합니다.

일단 원인을 파악하기 위해 주사기로 빼낸 관절액을 조사합니다. 원인이 세균이나 결정일 경우엔 현미경으로 보면 바로 알 수 있기 때문에, 원인을 특정해 원인별 치료를 받으면 됩니다.

그냥 주사기로 물만 빼거나, 너무 자주 스테로이드 주사를 맞는 것은 삼가야 합니다. '물이 차는 것' 자체는 일종의 '자가 방어 반응'입니다. 원인에 맞는 대처를 통해 물이 더 이상 차지 않도록 하는 것이 중요합니다.

붓기가 좀처럼 빠지지 않는다면 원인을 치료하면서 관절액 흡수를 촉진하는 마사지를 해 보세요. 열감이 없다면 마사지를 해도 괜찮습니다. 무릎관절 주변의 혈류가 나빠져 있는 상태이기 때문에, 따뜻한 물에 몸을 담가 몸을 따뜻하게 만든 뒤 다음 페이지에서 소개하는 '관절액 흡수를 촉진하는 마사지& 굴신운동'를 해 봅시다.

한편, 무릎이 붓고 열이 난다면 아직 염증이 심한 시기로 피가 몰리면서 치유를 위한 싸움이 한창 진행 중인 상태입니다. 이때에는 열이 내리도록 식혀주고 안정을 취하는 것이 좋습니다.

또 최근에는 스테로이드 부작용으로 고생하는 사람들이 많은 듯합니다. **너무 자주 스테로이드를 주입하다 보면 '스테로이드성 뼈 괴사'를 초래하는 부작용이 나타날 수 있습니다.**

스테로이드는 세포 속 미토콘드리아의 작용을 저지하기 때문에 염증이 확 가라앉거나 다 나은 것처럼 느낄지도 모르지만, 효과가 오래도록 지속되지는 않습니다. 그리고 뼈가 괴사되면 안정 시에도 통증을 느끼게 됩니다.

관절액의 흡수를 촉진하는 마사지&굴신운동

접시 모양의 무릎뼈 바로 위에 물이 차는 관절주머니가 있습니다. 여기를 양손바닥 사이에 끼워 넣는다는 느낌으로 붙잡고 부드럽게 살살 흔들어줍니다.

1

2

관절주머니부터 무릎뼈 주변까지를 손바닥으로 감싼 채, 원을 그리듯이 마사지를 합니다. 동시에 무릎을 구부렸다가 펴는 굴신운동을 하여 관절주머니를 신축시킵니다.

* 본문에서 쓴 것처럼 관절액이 빵빵하게 차고 내압으로 인해 통증이 심할 때는 정형외과에서 물을 빼는 것이 좋습니다.

연골이 닳지 않는
보행법

▌'꼬꼬닭 걸음'은 연골을 소실시킨다

지금까지 저는 1만 4,000명의 변형성무릎관절증 환자를 만났는데, 그들에게는 '무릎의 부담을 가중시키는 생활습관'이 있었습니다. 그중 하나가 대부분의 환자에게서 공통적으로 발견되는 독특한 보행법인 '꼬꼬닭 걸음'입니다(46페이지 참조).

환자들의 걸음걸이가 닭이 걷는 모습과 비슷하다고 하여 '꼬꼬닭 걸음'이라 이름 지은 것인데, 대규모 역사의 중앙 홀에 서서 지나가는 사람들을 보며 젊은 사람들 중에서도 '꼬꼬닭 걸음'을 걷는 사람이 많다는 사실에 얼마나 깜짝 놀랐는지 모릅니다.

요즘 이런 식으로 걷는 사람이 이렇게도 많으니, 어찌 보면 변형성무릎관절증으로 고생하는 사람이 증가한 것도 당연한 결과일지 모른다는 생각이 들더군요. 그리고 '꼬꼬닭 걸음'을 유발하는 '무너진 자세'가 변형성무릎관절증의 중대한 원인이라는 사실을 알 수 있었습니다.

'꼬꼬닭 걸음'은 머리를 앞으로 쭉 내민 것이 특징인데, 그 상태로 걸으면 머리를 앞뒤로 살짝살짝 흔들어 주면서 균형을 잡아야만 앞으로 걸어갈 수가 있습니다. 그야말로 닭처럼 걷는 모양새이지요? 이러한 걸음걸이는 무릎에 부담을 주어 보행 장애를 초래합니다.

밥을 먹거나 업무를 보는 등의 일상생활 속 동작은 대부분 '상체를 앞으로 구부정하게 구부린' 상태에서 이루어집니다. 밥을 먹을 때 손으로 밥그릇을 들고 머리를 갖다 대어 먹는 일본인 특유의 식사 습관을 비롯하여 컴퓨터 작업, 부엌일, 청소기 돌리기, 재봉, 농사, 정원일 등⋯ 제 하루만 되돌아봐도 손을 몸 앞쪽으로 내민 채 구부정한 자세로 있는 시간이 엄청 많더군요.

원래 인간은 뼈에 의지하거나 쓸데없이 근육을 긴장시키지 않고 본래 만들어진 구조대로 자연스럽게 서 있어야 편합니다. 머리뼈 안에 물이 한가득 차 있고 그 속에 뇌가 들어 있는 머리의 무게는 평균 6~8kg입니다. 머리가 제대로 어깨 위에 위치하면 목, 등, 허리의 S자 곡선과 골반 덕분에 균형이 잡혀 힘들이지 않고도 머리를 지탱할 수 있습니다(31페이지 참조).

그런데 무거운 머리가 어깨보다 앞으로 나오면 뒤에서 머리를 잡아주면서 지탱하는 목의 부담은 2~3배로 늘어날 테고, 그 부담은 고스란히 목 근육(등세모근)에 실리게 됩니다. 그리고 등뼈를 받쳐주는 속근육(inner muscle)인 여러갈래근까지 혹사시키게 됩니다. 이러니 어깨가 뭉칠 수밖에요.

머리가 앞으로 나오는 자세의 폐해는 상체가 뭉치고 결리는 것으로 끝나지 않습니다.

앞으로 튀어나온 머리에 맞춰 균형을 잡으려고 등이 뒤로 빠지면서 허리앞굽음(척추전방경사)이 사라지고 새우등(굽은등)처럼 변합니다(99페이지 참조).

새우등처럼 굽으면 허리뼈와 골반이 뒤로 기울어집니다. 그러면 넙다리뼈가 바깥쪽으로 뒤틀리고 무릎관절이 바깥쪽을 향하면서 흔히 말하는 '팔자걸음'을 걷게 되지요. 결국 무릎을 펴기가 어려워지고, 무릎이 살짝 휘면서 O자형 다리가 됩니다.

O자형 다리가 되면 걸을 때 발 바깥쪽 부분이 지면에 먼저 닿게 되고, 발끝이 잘 들리지 않습니다. 그래서 아무것도 없는 데 비틀대거나 잘 넘어집니다.

이런 상태로 활동을 지속하면 안쪽 무릎관절에만 자꾸 부담이 가해지겠지요. 그렇게 되면 평지를 걸을 때는 5배, 계단을 내려갈 때는 8배까지 큰 하중이 안쪽 무릎관절에 집중되기 때문에 안쪽 연골이 순식간에 닳아버립니다.

꼬꼬닭 자세가 미치는 악영향

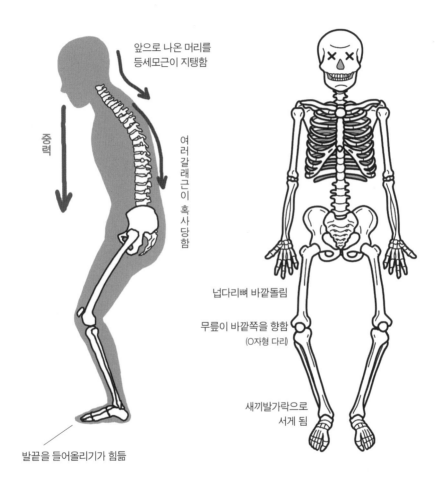

앞으로 나온 머리를
등세모근이 지탱함

중력

여러갈래근이 혹사당함

발끝을 들어올리기가 힘듦

넙다리뼈 바깥돌림

무릎이 바깥쪽을 향함
(O자형 다리)

새끼발가락으로
서게 됨

▌ 연골은 '한쪽만' 닳는다

저희는 변형성무릎관절증 환자의 치료법을 검토할 때 연골이 조금이라도 남아 있으면 재생 가능성이 있다고 보고 '연골이 얼마나, 어디에 남았는지'를 살펴봅니다. 이때 대부분은 안쪽이 특히 더 닳아 있습니다(O자형 변형). 관절연골은 균등하게 감소하지 않더라고요.

환자들 중 약 90%가 무릎 안쪽 연골이 감소한 O자형 변형을 보이는데, 간혹 드물게 무릎 바깥쪽 관절이 닳은 X자형 변형을 보이는 환자가 내원할 때가 있습니다.

6~12세의 여성 중에는 안짱걸음 때문에 자연스럽게 X자형 다리가 된 경우가 많은데, 이런 사람들은 성장하면서 곧아집니다. 성인이 되었는데도 다리가 X자형인 경우는 다리가 긴 사람, 무릎뼈(슬개골)의 위치가 높은(보통 사람보다 높은 곳에 위치함) 사람에게서 많이 나타납니다. X자형으로 변형되는 메커니즘은 아직 구체적으로 밝혀지지 않았습니다.

한쪽 무릎만 X자형으로 변형되었다면 그 반대쪽 엉덩관절에 문제가 있을 가능성이 큽니다.

엉덩관절이 변형되면, 엉덩관절에 문제가 있는 쪽 다리는 반대쪽 다리보다 짧아집니다. 엉덩관절은 다리가 이어지는 부분에 위치하는데, 거기가 변형되면 연결 부분이 몸 위쪽으로 이동하기 때문이지요. 그러면 엉덩관절에 문제가 없는 쪽의 긴 다리가 반대쪽 다리에 맞추려고 하므로 결국 X자형으로 변형됩니다.

그런 경우에는 원인인 엉덩관절을 먼저 치료하고, 그 후에 좌우 다리의 길이를 맞추어야 합니다. 그동안 무릎은 보존요법을 실시하는 것이지요. 그렇게 엉덩관절과 무릎관절을 둘 다 치료하는 것이 근본적인 치료 방법입니다.

한편 무릎 연골의 안쪽과 바깥쪽이 균등하게 닳는 것이 앞서 설명한 류마티스 관절염입니다. 류마티스 관절염은 자신의 신체가 아닌 이물질을 공격하는 항체가 자신의 연골을 공격하는 바람에 일어나는 질환입니다. 그 원인으로는 우리 몸을 이물질로부터 지키는 면역 체계에 문제가 생겼거나 변성된 연골을 이물질로 착각해 공격했다는 가설을 생각해 볼 수 있는데, 현재로서는 정확한 원인이 밝혀지지 않은 상태입니다.

일본인 중 90% 이상이 무릎 안쪽 연골이 소실된 'O자형 다리(안쪽휜무릎)'입니다. 그리고 5% 정도가 무릎 바깥쪽 연골이 소실된 'X자형 다리(가쪽휜무릎)'이고, 나머지가 류마티스 관절염으로 인해 안쪽과 바깥쪽이 모두 소실된 사람이라고 합니다.

즉 O자형 변형으로 인해 무릎 안쪽 연골이 닳아 통증을 호소하는 사람이 압도적으로 많다는 뜻입니다.

참고로 초기에 O자형 다리인지 X자형 다리인지 알고 싶다면 자주 신는 신발의 뒤축을 보면 됩니다. O자형 다리인 경우엔 체중이 바깥쪽에 실리기 때문에 바깥쪽만 유독 닳아 있거든요. 반면에 X자형 다리는 안쪽만 닳습니다.

O자형 또는 X자형 변형 조짐이 보이면, 무너진 자세와 걸음걸이를 바로잡아 무릎에 가해지는 부담을 줄여주는 것이 중요합니다.

연골이 닳는 방식

O자형 다리

X자형 다리

류마티스 관절염

▌O자형 다리는 엄지발가락에 무게중심을 실어 '안쪽 허벅지로 걷기'

가령 자각이 없더라도 새우등, 라운드숄더(말린 어깨), 일자목 등과 같이 자세가 무너진 상태라면 다리가 O자형으로 변형되고 꼬꼬닭 걸음을 걷고 있을 가능성이 높습니다. 혹시 자기도 모르게 무릎이 '바깥쪽'을 향하고 엄지발가락이 뜬 상태로 걷고 있진 않나요?

또 X자형으로 변형되어 자기도 모르게 무릎이 '안쪽'을 향하고 새끼발가락이 뜬 상태로 걷고 있는 경우도 있겠지요. 이는 모두 '신발 뒤축'을 체크하면 알 수 있습니다.

꼬꼬닭 걸음에서 탈피해 무릎에 부담을 주지 않는 편안한 걸음걸이로 바꿔 봅시다.

이 책에서 소개하는 보행법은 자세를 바로잡아 O자형과 X자형 다리를 교정하는 데에 도움이 되며, 무릎에 가해지는 부담을 줄여주는 선순환의 계기가 될 테니 꼭 따라해 보시길 바랍니다.

우선 O자형 다리를 위한 보행법부터 살펴볼까요? **다리가 O자형이고 무릎 안쪽 관절에 문제가 있는 사람은 '모음근'이라는 근육을 주로 사용하여 걸어봅시다.** 이름하여 '안쪽 허벅지로 걷기'입니다.

어떻게 걸으면 되는지, 자세한 보행법은 3장에서 사진과 함께 알려드릴게요.

포인트는 걷기 전에 앉은 상태에서 무릎에 손을 얹고 체중을 실어 '평소와는 정반대'로 엄지발가락에 무게중심을 싣는 연습을 하는 것입니다. 새끼발가락을 살짝 들어 지면을 딛는 연습을 일단 앉은 자세에서 해 보는 것이지요. 이렇게 하면서 '몸을 바르게 쓰는 요령'을 느껴보세요.

엄지발가락에 무게중심이 실릴 때 쓰이는 근육이 '모음근'입니다.

모음근은 '내전근(內轉筋)'이라고도 하는데, 말 그대로 '내전(안쪽돌림)시키는 근육'이란 뜻입니다. 내전이란 허벅지를 닫는 움직임이며, '엉덩관절과 연동하여 허벅지를 닫는(모아주는) 것'을 의미합니다. 넙다리뼈에 붙어 있는 근육군으로, 이 근육군이 약해지면 넙다리뼈가 외전(내전의 반대, 바깥쪽으로 열리는 것) 혹은 외회전(바깥돌림)하여 흔히 말하는 팔자걸음을 걷게 되고 O자형 변형이 더욱 심해집니다.

다시 말해, 모음근이 약하면 허벅지가 바깥으로 돌아가 다리가 O자형으로 변형되고 맙니다.

나아가 모음근은 몸속 장기를 받쳐주는 골반바닥근을 도와 골반을 지탱하고, 자세를 잡아주는 배근육(복근)의 움직임을 향상시킵니다.

모음근의 약화는 골반바닥근과 배근육에도 악영향을 미치며, 나이가 듦에 따라 증가하는 요실금, 탈장, 자궁탈출증 등과도 관련이 있습니다. 즉 모음근은 중년 이후 근육을 강화할 때 매우 중요한 부분입니다.

하지만 모음근은 강화하기가 어려운데다 의식적으로 사용하지 않으면 쉽게 약화되는 근육입니다. 그러니 3장의 모음근 운동을 일상생활 속에서 실천해 보시길 바랍니다. 누워서 할 수 있는 방법이므로 시간 날 때 예능 프로그램이라도 보면서 편안한 마음으로 해 보면 어떨까요?

그리고 의식적으로 모음근을 사용하며 걸어 봅시다. 이렇게 걸으면 모음근을 강화하여 꼬꼬닭 걸음에서 벗어날 수 있고 다양한 문제를 예방할 수 있습니다. 한동안은 의식적으로 연

모음근이란?

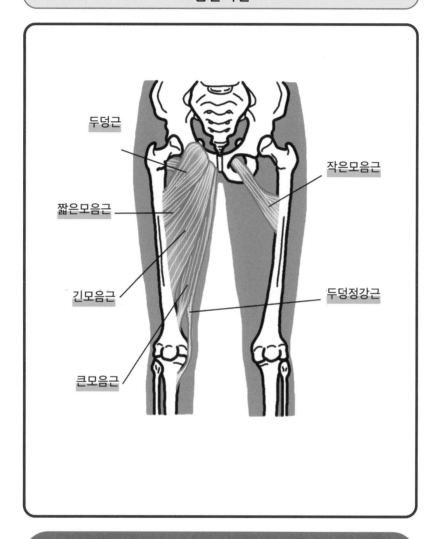

두덩근

작은모음근

짧은모음근

긴모음근

두덩정강근

큰모음근

이 근육들을 총칭하는 것입니다.

습해야 할 테고 다소 삐걱대며 어색하게 걷겠지만, 자꾸 하다 보면 어느 순간 몸이 기억해서 자연스럽게 걷게 될 것입니다.

안쪽 허벅지 근육(모음근)을 사용해 무릎을 안쪽으로 넣어줌으로써 넙다리뼈와 정강뼈 사이에 틈을 만들고, 엄지발가락 쪽으로 체중을 이동시키며 걷는 방법이 바로 '안쪽 허벅지로 걷기'입니다. 이 보행법은 변형성무릎관절증 환자를 진찰하면서 힌트를 얻어 고안한 것입니다.

엑스레이를 찍을 때, '스트레스 촬영' 방식으로 찍게 되면 안쪽 관절이 벌어지면서 틈이 생깁니다. '스트레스 촬영'이란 무릎을 꾹 누른 상태에서 찍는 방식을 말합니다. 바깥쪽에서 무릎을 꾹 누르고 찍으면, 스트레스 촬영 사진 상으로는 변형성무릎관절증이 아닌 사람(연골 상태가 정상인 사람)처럼 보입니다 (110페이지).

실제로는 무릎을 누르던 손의 힘을 빼면 원래대로 돌아가 안쪽 뼈가 다시 부딪치지만, 바깥쪽에서 누르면 틈이 생기는 것이지요. 그렇다면 '안쪽 허벅지를 의식적으로 사용하여 스트레스 촬영 때와 같이 틈을 만들면서 걸으면 연골의 부담을 줄일 수 있지 않을까?'라는 생각에 고안한 것이 바로 '안쪽 허벅지로 걷기'입니다.

'안쪽 허벅지로 걷기'를 통해 넙다리뼈와 정강뼈가 부딪쳐 발생하는 미세골절을 예방할 수 있다면 극심한 통증에서 해방될 것입니다.

그리고 '다리 내던지기 운동'으로 재생시킨 연골이 소실되지 않도록 잘 유지하며 걸을 수도 있습니다.

O자형 다리를 위한 '안쪽 허벅지로 걷기' 원리

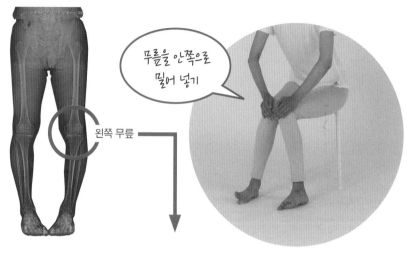

무릎을 안쪽으로 밀어 넣기

왼쪽 무릎

바깥쪽에서 무릎을 눌렀을 때

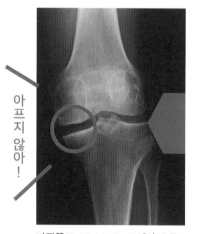

아프지 않아!

바깥쪽(종아리뼈가 있는 쪽)에서 스트레스를 가하면 안쪽 관절 공간(joint space)이 열림

서 있을 때

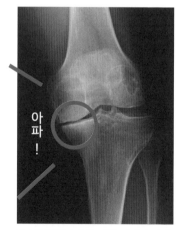

아파!

O자형 변형이 오면 안쪽 뼈끼리 맞닿음

▋ X자형 다리는 새끼발가락에 무게중심을 실어 '일직선으로 걷기'

X자형 다리는 무릎이 안쪽으로 기울면서 바깥쪽 연골이 닳아 넙다리뼈와 정강뼈가 부딪치는 상태입니다. 항상 새끼발가락 쪽이 살짝 뜬 상태로 걷게 되지요. 그래서 두 손으로 양 무릎을 안쪽에서 바깥쪽으로 벌리고 있다는 느낌으로 서서 바깥쪽 관절을 열어주면 바깥쪽 무릎 연골을 보호할 수 있습니다. X자형 다리를 '스트레스 촬영' 방식으로 찍으면, **무릎을 안쪽에서 바깥쪽으로 밀어내듯 눌러주는 순간 사라졌던 바깥쪽 관절의 틈이 생기는 것**을 확인할 수 있습니다(113페이지 참조). 이러한 요령으로 걷는 보행법이 X자형 다리인 사람을 위한 '일직선으로 걷기'입니다.

걸음을 걸을 때 앞으로 내딛는 발을 반대편 발 바로 앞에 놓고 지면을 디디는 것이지요. 이렇게 걸으면 특정 근육을 사용하지 않아도 걸을 수 있습니다. 눈앞에 줄이 한 줄 그어져 있다고 생각하고 그 줄을 따라 걷는다는 느낌으로 걷는 것입니다. 런웨이를 걷는다는 기분으로 우아하게 '일직선으로' 걸어봅시다.

어떻게 걸으면 될지, 그 방법은 3장에서 사진과 함께 설명

해 드리겠습니다. 걷기 전에 앉은 상태에서 무릎에 손을 얹고
체중을 실어 '평소와는 정반대'로 새끼발가락 쪽에 무게중심을
두고 엄지발가락은 살짝 들어 지면을 딛는 연습부터 시작하는
것이 포인트입니다.

X자형 다리를 위한 '일직선으로 걷기' 원리

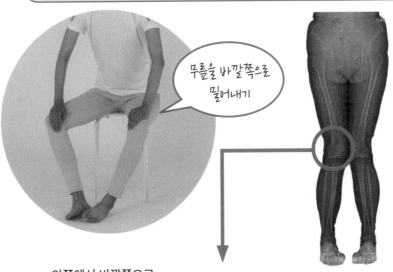

무릎을 바깥쪽으로 밀어내기

안쪽에서 바깥쪽으로 무릎을 밀었을 때

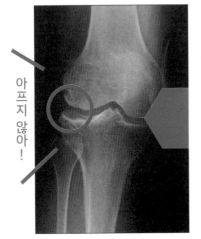

아프지 않아!

안쪽에서 바깥쪽으로 밀면 바깥쪽 관절 공간(joint space)이 열림

서 있을 때

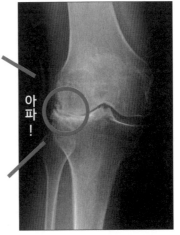

아파!

X자형 변형이 오면 바깥쪽 뼈끼리 맞닿음

▍잘 넘어지지 않게 도와주는 '발바닥 깨우기'

지금까지 O자형 다리와 X자형 다리의 연골을 보호하는 보행법에 대해 살펴보았습니다. 하지만 걷기 전에 일단은 '바르게 서는 것'이 먼저겠지요.

바르게 서기 위해서는 '발바닥'이 관건입니다.

발바닥이 지면을 제대로 딛고 있는지가 중요한데, 이 경우엔 발바닥과 발가락을 마사지하는 것이 효과적입니다. 매일 일어서기 전에 마사지를 하고 일어서는 습관을 들여 봅시다.

발가락을 양말이나 볼이 좁은 신발 안에 구겨 넣은 채 생활하는 현대인은 발가락이 퇴화되어 다양한 질병으로 고생합니다. 그중 무지외반증이 유명하지요. 발바닥에는 내장과 연결된 혈자리가 많이 있기 때문에 발바닥에 문제가 있으면 내장 기능이 저하될 수 있습니다.

원래는 손가락과 마찬가지로 독립적으로 움직여야 할 다섯 개의 발가락이 움직이지 않는다거나, 발 관절이 움직이지 않아 발바닥의 아치가 무너지면 '바르게 서 있기가 힘들거나' '잘 넘어지거나' '자세가 금방 무너지는' 등의 경우가 증가합니다. 균형이 깨지면 똑바로 잘 서 있지 못하고 쉽게 넘어지게 되지요.

또 발가락은 양말 속에서 땀이 난 상태로 붙어 있다 보니 무좀(백선증)*이 생기기 쉽습니다. 그러니 발가락을 자유자재로 움직여서 물건을 집거나 놓을 수도 있을 만큼 발가락을 유연하게 만들면 좋겠지요?

발바닥 아치가 무너졌다는 것은 쿠션 역할을 하는 부분이 없는 '평발'이 되었다는 의미입니다. 특히 일본인 중에 평발이 많다고 합니다. 요즘은 장시간 꽉 끼는 '양말과 신발'에 발을 욱여넣은 채 잘 움직이질 않아 '퇴화'되었다고도 말할 수 있는 상태가 되었습니다.

맨발로 나막신이나 조리샌들을 신고 걸었을 때엔 없었던 문제가 현대에 와서는 발생하고 있는 것입니다. 환자들의 발을 봐도, 본래 움직여야 할 관절이 움직이지 않아 더 이상은 관절이라 말하기가 힘든 상태인 사람이 너무나도 많은 듯합니다.

그러니 발이 가진 본래의 기능을 되찾도록 정기적으로 관리

---

* 피부사상균(진균의 일종)에 의해 피부가 감염되어 생기는 질환을 총칭하는 말로, 발생 부위에 따라 두부백선증, 체부백선증, 완선, 수발백선증, 안면백선증, 수부백선증, 족부백선증, 손발톱백선증 등으로 분류할 수 있다. 우리가 흔히 무좀이라 알고 있는 것이 바로 족부백선증이다. 백선증을 유발하는 진균은 고온다습한 환경을 좋아해 땀이 차거나 습한 피부 상태가 지속되면 쉽게 재발하고 악화된다. -옮긴이

해야겠지요. '발바닥 깨우기' 방법은 3장에서 소개할 예정입니다. '욕조 안에서' '잠자기 직전 이불 위에서' 등과 같이 언제 할지를 미리 정해두는 것도 좋겠네요.

따뜻한 물에 몸을 담그면 온몸의 관절이 부드러워지므로, 유연성을 되찾기에는 '욕조 안'이나 '목욕 직후'가 가장 좋습니다.

또 발가락양말이나 타비(엄지와 그 외 발가락으로 나눈 일본식 버선-옮긴이), 타비양말 등을 신는 것도 도움이 됩니다. 그리고 게타(나무로 만든 나막신-옮긴이), 셋타(대나무껍질과 가죽으로 만든 조리-옮긴이), 조리(가죽이나 비닐, 천, 고무 등으로 만들어 엄지와 검지 사이에 끼워 신는 샌들-옮긴이) 등과 같이 엄지발가락과 검지발가락 사이에 끼우는 끈이 달린 신발을 신는 것도 발가락과 발 관절의 기능을 회복시키는 데에는 도움이 됩니다.

▌한시적 조력자인 '지팡이'를 올바르게 잘 사용하자

'지팡이'라고 하면 '절대 쓰고 싶지 않다' '지팡이를 짚기엔 아직 이르다' '지팡이를 쓰는 순간 끝이다'와 같이 무조건 피하려고만 하는 사람도 있는 듯합니다. 그런데 사실 그렇지 않습니다. 지팡이는 현재의 무릎 통증이 사라질 때까지 3개월에서 반년 정도만 쓰는 것이거든요. 그러니 지팡이에 대한 편견도 버립시다.

앞으로 죽을 때까지 지팡이를 쓰라는 말이 아닙니다. **지팡이는 힘들게 재생시킨 연골을 손상시키지 않으면서 걷기 위한 것으로, '한시적으로 올바르게' 써야 합니다.** 그 방법을 알려드리겠습니다.

지팡이는 보통 3개월, 길게는 1년 정도 쓰는데, 두 가지 장점이 있습니다. 하나는 지팡이를 사용함으로써 체중의 절반이 지팡이로 옮겨간다는 것입니다. 그리고 지팡이를 사용하는 동안 다리 내던지기 운동을 같이 해주면 재생된 연골을 유지할 수가 있습니다.

또 하나는 '안쪽 허벅지로 걷기'와 '일직선으로 걷기' 등 걸음걸이를 바꾸어 나갈 때 비틀거림을 예방할 수가 있다는 것입니다.

지팡이는 원칙적으로 아픈 무릎의 반대편 손에 쥡니다. 아픈 쪽 다리와 동시에 지팡이가 앞으로 나가는 것이지요. 여기서 **지팡이를 짚는 위치가 중요한데, 지팡이는 함께 내딛는 반대쪽 발의 발바닥 아치와 동일선상에 짚습니다.**

평소에 걸을 때처럼 손과 발은 좌우 반대입니다. 오른손과 왼발이 함께 나가고, 그다음엔 왼손과 오른발이 함께 나가는 것이지요(다음 페이지 참조).

지팡이를 살 때는 '높이 조절'이 가능한 것을 선택해, 짚었을 때 팔꿈치가 살짝 구부러질 정도의 높이로 맞추어 사용합니다. 다음 페이지의 그림 해설을 보고 안전한 장소에서 일단 연습을 해 봅시다. 오랜 세월 관절에 부담을 준 결과 나타난 것이 바로 무릎 통증이니, 잠시 동안만이라도 지팡이의 힘을 빌려 무릎의 부담을 덜어주는 것은 어떨까요?

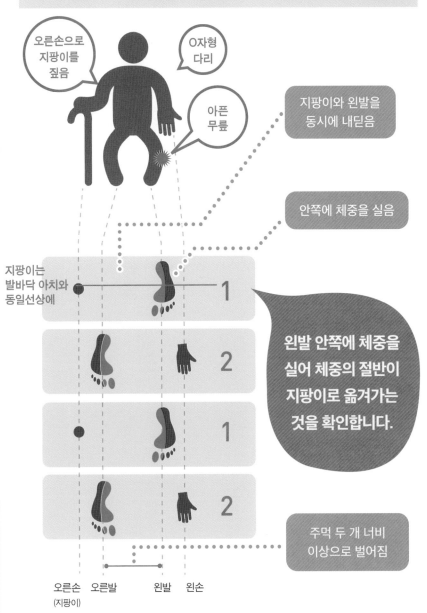

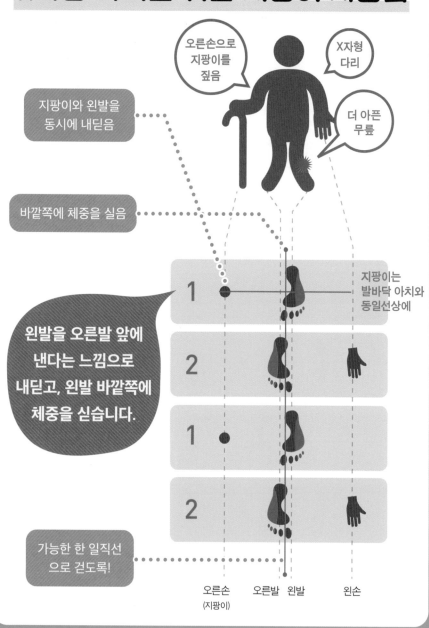

연골 안정·근력 향상법

│ TV를 보면서 해도 OK!
│ 근육을 '움직이는' 것부터 시작하자

무릎이 아픈 사람들 중에는 활동을 도와주는 '보조기'를 쓰는 사람이 많이 보입니다.

보조기를 이용하면 무릎이 좌우로 흔들리지 않아 보행이 안정적이고 통증이 없어, 편하고 좋다고 느끼는 사람 많을지도 모릅니다.

그런데 우리 몸에는 무릎의 안정화를 돕는 자연 보조기인 '근육'이 있습니다. 무릎에 보조기를 차면 다리는 지탱이 되지만 점점 보조기에 의지하게 되고, 더 이상 할 일이 없어진 근육은 지방으로 변합니다.

그러니 자연 보조기인 '근육'을 강화해 더 이상 보조기를 찰 필요가 없는 상태가 되도록 목표를 잡아 볼까요?

갑자기 '근육 강화'를 하라니 막막할 수도 있겠지만, 걱정할 필요는 없습니다. 지금까지 운동을 거의 하지 않은 분이라면 의식적으로 '근육을 움직이는' 것부터 시작해 봅시다.

TV를 보면서 발을 들었다 내리거나 발뒤꿈치를 들었다 내리는 가벼운 운동도 좋으니, 근육을 움직이는 기회를 늘리는 것입니다.

이 방법도 3장에서 알려드리겠습니다. 발뿐만 아니라 두 팔을 앞으로 뻗은 상태에서 팔꿈치를 굽혔다 펴거나, 어깨뼈를 뒤로 모았다 떼는 등 앉아서 TV를 볼 때 할 수 있는 동작들은 얼마든지 있습니다. 즐거운 마음으로 마음껏 움직여 보세요.

근육을 움직이면 혈액순환도 좋아지기 때문에 머리가 맑아지고 기분이 좋아집니다.

지금은 근육이 '노후의 자산'으로 꼽히는 시대라, '근육 저축'

이란 말도 있을 정도입니다. 아무튼 안 움직여서 근육을 자꾸 쉬게 만들면 자산이 점점 줄어들 것입니다. 그러면 너무 아깝지 않을까요? 소중한 근육이 감소하지 않도록 일단은 현상유지를 위해 의식적으로 근육을 움직여 봅시다.

▍넙다리 네 갈래근을 '무릎 지지대'로 만들자

'난 현상유지가 아니라 근육을 강화하고 싶어!'라는 의욕이 생기면 걸을 때 중요한 역할을 하는 허벅지 앞쪽 근육 '넙다리 네 갈래근'과 '연골이 닳지 않는 보행법'에서 소개한 '모음근'을 나만의 '무릎 지지대'로 강화해 봅시다.

넙다리 네 갈래근을 강화하면 무릎이 좌우로 흔들리지 않습니다. 연골이 닳는 것을 방지하고 '다리 내던지기 운동'으로 재생된 연골을 지키려면 안정감이 중요합니다. 근육 강화로 '연골 재생' '통증 완화' '근력 향상'을 도모할 수 있다니, 그야말로 일석삼조이지요.

무릎에 부담을 주지 않는 근육 강화 방법을 3장에서 소개할 예정이니 가능한 습관으로 들이길 바랍니다.

▌ 허벅지 근육 강화가 전신에 좋다!
▌ 건강을 위한 토대 만들기

근력 운동을 두고 '필요한 건 알지만 너무 귀찮다'라든가 '힘들 것 같아서 하기 싫다'라고 말하는 사람도 있을 것입니다.

물론 편하게 쉬엄쉬엄 할 수 있는 운동은 별로 효과가 없고 좀 힘들다 싶은 운동이 효과적인 것은 사실입니다.

하지만 사실 근력 운동을 하는 습관을 들이면 일석이조 이상의 효과를 기대할 수 있으므로, 이것저것 여러 운동을 할 필요가 없어서 덜 번거롭습니다.

왜냐하면 근육은 근육을 감싸는 '근막'으로 이어져 있어서, 다리 근육을 강화해주면 그 외의 근육에도 영양이 전달되는 메커니즘을 갖고 있기 때문입니다.

즉 '내게 아주 이로운 근육' '강화하기 쉬운 근육'을 강화하니 전신 근육에 좋더라는 말이지요. 무릎 통증이 있고 무릎이 불안정한 사람이라면 넙다리 네 갈래근과 모음근을 강화하는 것이 가장 효과적입니다.

그리고 근육을 강화하면 체내의 콜레스테롤을 원료로 하여 남성호르몬(테스토스테론)이 생성되고 근육량이 증가합니다.

남성호르몬인 테스토스테론은 건강한 몸을 유지하기 위해 여성에게도 꼭 필요한 호르몬입니다. 남성은 정소(고환)에서, 여성은 부신과 난소에서 만들어지는데 나이가 듦에 따라, 특히 갱년기라 불리는 시기부터는 생산량이 감소하지요.

테스토스테론이 감소하면 정신적 활력이 저하된다고 하니, 근력 운동을 하는 습관을 들여 테스토스테론의 생성을 촉진하는 것이 근육량과 활동량을 유지하는 길입니다.

▍근육통이 생겨야 제대로 한 것! 근육 재생을 기뻐하자

오랜만에 근력 운동을 하면 하루나 이틀 후 '근육통' 증상이 나타날 수 있습니다. 그러면 '무릎 통증을 완화하려고 근력 운동을 했는데 다리 전체가 다 아프네!'라는 생각에 허탈한 한숨이 나올지도 모릅니다. 하지만 이런 경우엔 한탄이 아니라 오히려 '근력 운동이 효과가 있었구나!'라고 생각하며 기뻐해야 합니다.

근육은 사용하지 않으면 지방으로 변합니다(지방변성). 그러나 근력 운동을 해주면 면역세포가 지방을 먹어치워 붉은 근육으로 다시 태어나지요. 그때 느껴지는 통증이 바로 근육통입니다. 근력 운동을 하기 전에는 지방이 덕지덕지 낀 '상강육(霜降肉, 근육 내 지방이 대리석 무늬와 같이 촘촘히 형성된 고기-옮긴이)'이었지만 운동 후에는 지방이 없고 탄탄한 '고급 살코기'가 되는 것입니다.

만약 아픈 게 근육통 때문이라면, 통증이 있더라도 운동을 계속하는 것이 좋습니다.

근육통은 복구 메커니즘을 발동시키기 위해 뇌에 '아픔'을 전달하는, 일회성에 그치는 통증이니까요.

'제대로 했네!'라며 통증이 있다는 사실에 기뻐하면서 운동을 계속한 사람은 아마 훌륭한 근육을 갖게 될 것입니다. 반면에 근육통을 핑계로 근력 운동을 하지 않으면 지방이 덕지덕지 낀 상강육으로 돌아가 버리고 말겠지요.

연골에 미치는 부담을
줄이는 감량법

│ 수술밖에 답이 없었던 환자의 '30%'

│ 체중 감량으로 무릎 통증에서 해방

거듭 말하지만, 사람이 한 발을 내디딜 경우 무릎에는 '평지를 걸을 때=체중의 5배' '계단을 내려갈 때=체중의 8배'의 하중이 실립니다. 체중이 많이 나갈수록 무릎이 느끼는 부담이 커진다는 말이지요.

그러니 자신의 적정 체중을 유지하는 것이 중요합니다.

제가 진료했던 환자들의 통계를 보면, 수술밖에 답이 없다고 생각했던 전체 환자 중 약 30%가 '체중 5~10kg 감량' 상태를 유지하여 통

증에서 해방되었으며, 수술을 받지 않고 몇 년 후 치료를 졸업했습니다.

다시 말해 30%에 해당하는 환자들의 무릎 통증 원인 중 하나가 '과체중'이었던 것이지요. 체중을 5kg 감량했다는 것은 평지를 걸을 때 25kg(5kg×5배)의 하중이 감소했음을 의미하기 때문에, 손상된 연골 입장에서는 엄청난 차이가 납니다.

또 적정 체중을 아주 많이 초과할 경우, 대개 복부 주변으로 지방이 많이 붙습니다. 그러면 지방 때문에 혈액순환이 나빠질 테고, 내장도 본래의 기능을 다하지 못해 결국 전신 건강을 해치는 꼴이 됩니다. 아마 저녁이 되면 다리가 띵띵 부을 것입니다.

특히 복부에 낀 내장지방은 발에서 올라오는 혈액이 심장으로 돌아가는 것을 중간에서 '방해'합니다. 앞으로 40cm만 더 가면 심장인데, 불룩 튀어나온 배가 발에서 올라오는 정맥을 눌러 심장까지 올라갈 수 없는 것이지요. 그러면 혈액이 다시 발로 역류하기 때문에 발이 붓게 됩니다.

오후 4시가 넘으면 종아리가 땅기는 사람, 한밤중에 자주 다리에 쥐가 나는 사람, 무릎 뒤편에 울룩불룩 정맥이 튀어나온 사람은 자신의 배를 체크해 보길 바랍니다. 혹시라도 발에서 심장으로 되돌아오는 혈액의 흐름을 방해하고 있는 것은 아닌지 말입니다.

나아가 그 악영향은 자세에까지 미칩니다. 불룩 튀어나온 배 때문에 허리뼈와 골반이 뒤쪽으로 기울어지기 쉽거든요. 골반이 뒤로 기우는 '뒤굽음(후방경사)' 상태가 되면 앞서 '머리가 앞쪽으로 나오는 것의 폐해'에서도 소개했다시피 넙다리뼈가 바깥쪽으로 틀어지고 무릎관절이 곧게 펴지지 않아 O자형 다리가 더욱 악화됩니다.

본인이 생각하기에 '체중이 많이 나가서 무릎에 부담을 많이 준다'고 느낀다면 우선 5kg을 감량해 봅시다. '적정 체중'은 간단한 식으로 계산할 수 있으니, 그렇게 계산하여 나온 체중을 목표로 삼는 것도 좋습니다.

계산식: 신장(m)×신장(m)×22

예) 키가 150cm인 경우, 1.5×1.5×22=49.5kg

키가 165cm인 경우, 1.65×1.65×22=59.8kg

▌운동보다 현실적인 '과식 금지' 다이어트

적정 체중으로 돌아가기 위한 다이어트 방법이라고 하면 '운동'을 생각할 수 있는데, 사실 운동은 무릎에 통증이나 불안정감이 있는 사람에겐 그다지 현실적인 방법이 아닙니다.

체중은 저축통장과 같습니다. 입금을 하면 잔고(체중)가 늘어나고, 출금을 하면 잔고(체중)가 줄어들지요. 즉 체중은 음식을 먹으면 증가합니다. 운동을 하거나 머리를 많이 쓰는 등 우리 몸이 에너지를 사용하면 체중이 감소하겠지만, 사실 쉽지가 않습니다.

심지어 운동으로 소비되는 열량은 의외로 적어 효율이 생각보다 좋지 않습니다.

예를 들어, 맨손체조를 5분 하면 약 20kcal가 소비된다고 합니다. 단순 계산으로는 아침저녁으로(2회) 5일간 하면 200kcal가 소비된다는 것인데, 이는 거의 피자 1조각의 열량에 해당합니다.

그렇다면 좀 더 강도가 높은 운동은 어떨까요? 느린 조깅을 30분 정도 하면 약 200kcal가 소비된다고 합니다. 하지만 '난

30분 달리는 것도 힘들어'라고 한다면, 차라리 피자 한 조각을 포기하는 편이 더 편하고 현실적이겠지요.

소비량을 늘리기보다 '들어오는 양'을 줄이는 편이 효율적이지 않을까요?

먹는 양을 줄이지 못하는 사람들은 보통 잘 먹지 않으면 영양이 부족해지고 아플 것이라 생각하는데, 요즘 시대는 그와는 반대로 너무 많이 먹어서 아픈 사람이 훨씬 많습니다. 최근에 단식의 장점을 쓴 책이 다수 출간되었으니 참고하시길 바랍니다.

일단 자신의 식생활을 되돌아보고 혹시 '과식'을 하고 있는 것은 아닌지, 만약 그렇다면 무엇을 어떻게 과식하고 있는지, 그 원인부터 짚어보는 것이 좋습니다.

▋ '스트레스성 과식'의 악순환에서 벗어나자

위장을 80%만 채우는 것(적정량)이 좋다든가 균형적인 식사를 해야 한다는 것을 이미 잘 알면서도 자꾸만 과식이나 편식을 하게 되는 이유는 무엇일까요? 그 원인을 찾아내 대처하지 않으면 다이어트의 효율은 떨어질 수밖에 없고 성과도 나지 않습니다.

제가 환자분들과 대화하면서 느끼는 것은, '포식의 시대'라고도 할 수 있는 요즘은 스트레스를 해소하기 위해 필요 이상으로 열량을 섭취하는 사람이 많다는 사실입니다. 뜨끔한 분들 많으시지요?

스트레스를 받으면 우리 몸은 재빨리 '다행감(euphoria)*'을 얻기 위해 뇌가 식욕을 돋워 과식을 하게 만드는 경향이 있습니다. 이는 대략 다음과 같은 흐름으로 진행됩니다.

① 스트레스
힘든 일, 불쾌한 일, 불만족감

---

* 어떠한 상황이나 자극에 대하여 과다하게 느끼는 행복감. 신체적 또는 정서적으로 행복한 상태로 유쾌하거나 의기양양한 기분을 수반하는 것을 말하는데, 보통은 인위적으로 유도된다. 마약 등의 복용으로 극도의 행복감을 느끼는 것처럼 포식을 해도 극도의 행복감을 느낄 수 있다고 한다. -옮긴이

② 뇌의 반응

뇌하수체 전엽에서 스트레스 반응을 일으키는 호르몬 분비

둘레계통(대뇌변연계)에서 도파민이 방출되어 섭식중추를 자극

③ 과식, 편식

특히 단 것을 먹으면 쾌감중추가 자극을 받아 일시적으로 만족감을 느낌

④ 스트레스

만족감은 일시적일 뿐, 그것이 다시 또 스트레스가 됨

하지만 아무리 '먹고 싶은 음식을 먹는다'고 해도 그 이유가 스트레스 때문이라면 진정한 만족감으로 이어지긴 어렵습니다. 오히려 음식 자체는 소박해도 소중한 사람들과 식탁에 둘러앉아 도란도란 얘기를 나누며 즐겁게 하는 식사가 만족감이 더 크지요.

그리고 스트레스를 유발한 상황과 환경의 문제는 여전히 미해결 상태로 남아 있기 때문에, 근본적 해결이 된 것도 아닙니

다. 그러다 결국 점점 악순환의 늪에 빠져 과식으로 인한 당뇨병이나 이상지질혈증, 동맥경화 등이 유발되고 맙니다.

스트레스 때문에 폭식을 한다는 생각이 들거든 생명과 직결되는 식행동을 스트레스로부터 분리하고, 다른 행동을 통해 스트레스를 근본적으로 해결하는 방법은 없을지 고민해 보는 것이 좋습니다.

앞서 소개했던 면역 연구의 일인자 아보 도루는 **"거의 모든 병의 근본적 원인은 '과도한 스트레스'이다"**라고 단언했습니다. 심한 스트레스를 받으면 몸의 면역반응에 변화가 생기고 다양한 증상이 나타나는데, 이는 우리 몸의 면역체계가 실패한 것이 아니라 '과도한 스트레스'에 대항해 면역체계가 열심히 방어하고 있는 증거라고 말한 것입니다.

즉, 문제가 되는 증상을 없애는 것만으로는 근본적 치료나 중증화 예방, 미병(未病, 이상소견은 보이나 질병은 아닌 상태-옮긴이) 예방은 힘듭니다. 다시 말해 근본적인 원인인 '과도한 스트레스'를 받지 않고 사는 것이 중요하다는 말인데, 저도 그 의견에 적극 동의합니다.

▌'배가 등에 달라붙은 날'을 즐기자

스트레스를 멀리하고 과식하지 않는 식생활을 위해 제가 제안하는 방법은 일주일에 하루 단식을 하는 것입니다. 처음에는 아무리 노력해도 체중이 줄지 않는 환자들과 약속을 하고 시작했습니다.

물과 차는 마셔도 되며, 아침부터 오후 4시까지 2L 정도의 수분을 섭취합니다. 커피나 홍차의 경우 설탕이나 우유를 넣지 않는다면 마셔도 괜찮습니다. 당뇨가 있고 경구용 혈당강하제를 복용하고 있다면, 그날 하루는 약을 먹지 않도록 지도합니다.

저는 처음에 1일 단식일을 일요일로 정했습니다.

'외래가 있는데 목소리가 안 나오면 어쩌지?' '수술이 있는데 손이 안 움직여지면 어쩌지?' 이런저런 걱정에 일요일에 단식을 하기로 한 것이지요. 그리고 실패했습니다. 너무 부끄럽지만… 몰래 먹어 버렸거든요. 아무 할 일이 없는 일요일에는 굴러다니는 지우개만 봐도 맛있어 보이더라고요.

그러다 일주일 중 가장 바쁜 수술날 단식을 시도했고, 처음으로 성공했습니다.

아침에 블랙커피만 한 잔 마시고 병원으로 출근했는데, 오전 수술은 아주 순조롭게 끝마쳤습니다. 동료들이 점심을 먹으러 간 동안, 전 혼자서 링거 자료를 입력하거나 수술 계획을 짜거나 했습니다. 그리고 걱정했던 오후 수술 시간이 다가왔는데, 신기하게도 집중력이 높아져 평소보다 빠르고 깔끔하게 마무리했습니다. 심전도 소리 외엔 아무 소리도 들리지 않는 조용한 수술실 안에서 '꼬르륵' '꾸르르르륵' 제 배꼽시계만 쉬지 않고 울려대는 바람에 마취과 선생님과 간호사들이 얼마나 웃어댔는지 모릅니다. 그래도 수술은 평소 걸리는 시간보다 20% 더 일찍 끝났고 결과도 완벽했습니다.

그날 밤은 피곤해서 금세 잠이 들었습니다. 그리고 다음 날 아침, 아무 일도 없었던 것처럼 국을 한 숟갈 떠서 혓바닥 위에 얹고서는 살살 비비듯 음미하면서 감사한 마음으로 먹었습니다. 어찌나 맛있던지요! 밥이 들어가니 침이 한가득 나왔고, '입 안에서 이미 포도당으로 소화가 다 되어버리는 거 아냐?'라는 생각이 들 정도로 꼭꼭 씹어 위장으로 보냈습니다. 그때 '역시 난 먹는 걸 참 좋아하는구나!'라는 생각을 했답니다.

▌ '움직이려면 잘 먹어야 한다'는 착각

배가 터질 정도로 점심을 먹은 날 오후를 떠올려 보세요. 햇살이 비치는 조용한 창가의 소파에 앉아 있으면 어떻게 될까요? 아마 따스한 햇살을 받으며 꾸벅꾸벅 졸겠지요. 그 이유가 뭘까요?

이것은 혈액의 70%가 소화 흡수를 위해 위와 장으로 보내지기 때문입니다. 머리까지 도달하는 혈액이 거의 없어서 졸리는 것이지요. 그러니 점심시간 후에는 수술을 잡지 않는 편이 좋습니다. 여러분도 혹시 손끝으로 무언가를 해야 할 일이 있을 때는 금식한 상태로 해 보시길 바랍니다. 분명 그 차이를 느끼실 것입니다.

소화·흡수 에너지는 생각보다 큽니다. 고양이나 강아지는 아프면 물 외엔 아무것도 입에 대지 않습니다. 그러면 보호자는 "얼른 먹어, 먹어야 낫지"라고 하며 평소에 좋아하던 간식 등 진수성찬을 차려서 달래보지만, 고양이나 강아지는 영리해서 물만 마시고 소화·흡수에 쓰일 에너지를 전부 자연치유와 회복에 쓰지요.

일주일에 한 번 '물만 마시는 단식'을 통해 그런 귀중한 체험을 할 수 있습니다. 그래서 전 추천합니다. 이 책을 읽는 독자 여러분도 두려워하지 말고 가벼운 마음으로 한번 도전해 보세요. 저는 이미 15년간 꾸준히 하고 있거든요.

17시간 동안 음식을 먹지 않으면 우리 몸은 축적된 지방을 당으로 바꾸어 에너지로 이용하기 시작합니다. 또 평소에 쉬지 않고 일한 위장을 잠시 쉬게 해줄 수 있다는 점에서도 좋습니다.

하루 동안 금식을 하면 배에서는 꼬르륵꼬르륵 아주 난리가 나는데, 사실 이것은 좋은 현상입니다. 공복으로 인해 십이지장에서 모틸린(motilin)이라는 호르몬이 분비되면서 장의 연동운동이 시작되거든요. 다음 날 아침이 되면 전날 아무것도 먹지 않았는데도 숙변이 나와 장청소가 싹 될 것입니다.

다음 날 아침엔 평소보다 더 천천히 꼭꼭 씹어서 먹고, 간단하게 아침식사를 끝마칩니다. 이러한 식습관이 몸에 배는 과정에서, 감사하는 마음으로 '음식'을 먹게 되고 식사량도 자연스레 줄어들 것입니다.

그리고 '삼시세끼를 먹지 않으면 영양이 부족해진다' '움직이려면 잘 먹어야 한다' 등의 고정관념에 너무 얽매여 있었고, 내 몸에는 전혀 이로운 것이 아니었다는 사실을 깨닫게 될 것입니다. 수술일이 곧 공복일인 것은 쇼난에서 근무했을 때부터 현재까지 꾸준히 유지하고 있는 저만의 루틴입니다. 이치노미야에 온 후로는 수술이 있는 날 중 화요일을 1일 단식일로 정해 두었습니다.

이런 얘기를 하면 환자들은 대부분 "절대 못해요!"라며 손사래를 치거나, 고개를 푹 숙이거나, 갑자기 화제를 바꾸려 하더군요. 그래도 전 권합니다. "50년, 60년을 살면서 한 번도 자발적으로 단식을 해 본 적이 없다면, 이 나이에 첫 경험이란 걸 할 수 있다는 것에 감사하며 즐겁게 도전해 보는 것은 어떨까요?"라고 말이지요.

《100년 다리》에도 썼지만, 도전조차 하지 않고 처음부터 무리라고 결정지어 버리는 것은 자신도 아직 모르는 능력과 기회를 날려버리는 꼴이 될 수 있습니다. 이것은 너무나도 안타까운 일입니다.

저는 모든 일은 본인이 어떻게 하느냐에 달렸고, 의식이 몸을 지배한다고 생각합니다. 그러니 '할 수 있다' '그렇게 될 거야'라고 굳게 믿는다면 세상에 못할 일은 아무것도 없다고 봅니다. 어제와 다른 내가 되는 것은 누구에게나 두려운 일이지만, 생각을 바꾸어 새로운 내가 될 수 있다면 '지금까지는 없었던 새로운 결과'로 이어지게 될 것입니다.

변하지 않는 것, 어제까지와 똑같은 일을 하는 것을 '컴포트존(comfort zone, 안심할 수 있는 공간)에 머문다'라고 말합니다. 컴포트존은 누구나 예상 가능하고 안심할 수 있는 곳이지요. 하지만 자신의 생활습관을 바꾸고 싶다는 큰 목표를 세웠다면 컴포트존에서 용기 있게 뛰쳐나와야 합니다.

무릎 통증이 없던 상태로 돌아가고 싶다면 자신부터 바뀌어야 합니다. 어제와 똑같이 걷지 않고, 어제와 똑같이 먹지 않아야 어제와는 다른 내일이 찾아오겠지요.

이 말을 듣고, '해 보자!' '힘들겠지만 일단 3개월만 해 볼까?' '나만의 단식 습관을 만들어 보자!' 등과 같이 의식을 전환하고 행동으로 옮겨 체중 감량에 성공한 분들이 많습니다. 그분들을 보면 통증을 없애는 보존요법의 성과를 체감할 수 있지요.

이 장 첫머리에도 썼듯이, 무릎 수술밖에 답이 없다고 생각하며 내원한 환자분들 중 약 30%가 체중 5kg을 감량하여 몸과 마음이 모두 훨씬 가벼워진 상태로 웃으며 치료를 졸업했습니다. 그중에는 3개월 만에 15kg이나 감량하여 저희를 깜짝 놀라게 한 분도 계십니다. 핼쑥하고 초췌한 모습으로 나타났을 것 같나요? 오히려 정반대였습니다. 아주 환한 미소를 지으며 내원하셨답니다.

환자들은 "수술받을 각오까지 했는데, 이건 기적이에요!"라고 하지만, 저는 '환자들이 스스로 의식을 바꾸고 행동에 옮긴 당연한 결과'라고 생각하기 때문에 진심으로 존경하고 축복합니다. 저는 건강을 위해 1일 단식 외에 식사에도 신경을 쓰고 있는데, 그 내용은 4장에서 소개하겠습니다.

▌ 침을 많이 내어 천천히 꼭꼭 씹어 먹자

먹는 양을 줄이면서 위장이 소화하기 쉽도록 먹는 데에도 신경을 쓰는 것이 좋습니다. 핵심은 두 가지입니다. '천천히 꼭꼭 씹어 먹기'와 '15초 규칙'입니다.

"꼭꼭 씹어 먹어!"라는 말은 다들 어릴 때 어머니나 할머니에게 귀가 따갑도록 들었으리라 생각합니다. 이것은 정말 중요한데요. 하지만 늘 바쁘다는 이유로 후다닥 게 눈 감추듯 먹어 치워버리게 됩니다. 그런데 빨리 먹으면 포만감을 느끼지 못해 정량보다 더 많이 음식을 먹게 되므로, 그야말로 다이어트에는 최악입니다. 그러니 의식적으로 고쳐야 합니다.

꼭꼭 씹어 먹는 가장 큰 이유는 '침과 잘 섞어 위장으로 보내기' 위해서입니다. 침은 음식의 소화 및 흡수에 매우 중요한 역할을 담당하거든요.

침은 대부분 수분으로 이루어져 있지만, '안전하게 먹고, 맛보고, 음식을 위장으로 보내어 소화시키고, 영양을 흡수하는' 전 과정에 꼭 필요한 다양한 성분을 함유하고 있습니다. 또 체내의 pH(페하 또는 피에이치)를 조절하여 강산성과 강알칼리성으로 치우치지 않도록 완충작용을 하는 성분도 있습니다.

또 음식에 들어 있는 세균이나 바이러스로부터 우리 몸을 보호하는 면역 글로불린(immuno globulin)과 디펜신(defensin, 항미생물 펩타이드)도 함유하고 있습니다.

그러나 음식을 빨리 먹으면 이러한 작용을 할 만큼 침이 충분히 나오지 않습니다. 그래서 침 분비량을 증가시키는 식사법으로 제가 제안하는 방법이 바로 《100년 다리》에서도 소개한 '15초 규칙'입니다.

'15초 규칙'은 음식을 혀 위에 놓은 상태에서 15초 기다렸다가 씹기 시작하는 방법인데, 이는 충분히 침이 분비되고 나서 씹어 먹기 위함입니다.

음식을 혀에 얹으면 바로 침이 분비되는 느낌이 드는데, 침이 나온다고 바로 씹지 말고 좀 더 많이 나올 때까지 기다립니다. 이 방법이 빨리 먹는 분들에게는 효과가 아주 좋습니다.

15초가 힘들면 10초도 괜찮습니다.

한입에 너무 많이 넣으면 15초를 기다리기가 힘드니 한 번 넣을 때 소량씩 넣어줍니다. 침이 잔뜩 분비되면 꼭꼭 씹어서 드세요. 이런 식으로 먹어 음식에서 영양을 충분히 섭취할 수 있다면 과식하지 않고도 충분히 포만감을 느낄 수 있을 것입니다.

밥 먹을 때는 딴짓도 최대한 삼가는 것이 좋습니다. 다른 데에 정신이 팔려 씹지도 않고 그대로 삼키는 경우가 많기 때문입니다. 식사에 집중하여 천천히 꼭꼭 씹으면서 맛을 음미하며 먹어야 우리 몸에 영양을 제대로 공급할 수 있습니다.

침은 '귀밑샘, 턱밑샘, 혀밑샘', 이 세 곳에서 주로 분비됩니다. 손가락으로 살짝 눌러주며 마사지를 해주는 것도 침 분비를 돕습니다. 다음 그림을 참고하여 마사지를 해 보세요.

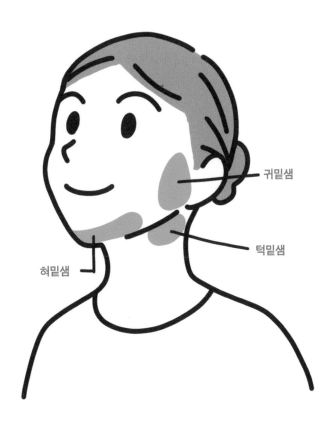

귀밑샘

턱밑샘

혀밑샘

완전한 치료를 만드는 '몸을 바꾸는 마음가짐'

▌ '빠른 치료'보다는 '완전한 치료'가 좋지 않을까?

여기에 나오는 내용은 무릎 통증뿐 아니라 다양한 질병 치료에도 해당되는 것입니다.

대부분의 질병은 그 사람의 인생에 '잠깐만!' '잠깐 멈추고 생각해 봐'라고 신호를 주는 일종의 경고등입니다. 저는 그렇게 확신합니다. 왜냐하면 심각한 질병이나 부상을 극복한 사람들은 대부분 '그 후로 인생이 바뀌었다'고 말하기 때문입니다. 그것이 사고이든 무릎 통증이든 암이든 마찬가지입니다.

이 책의 주제가 주제이니만큼 일단은 무릎을 중심으로 설명하겠습니다.

우선 무릎 통증과 무릎 불안정감은 어느 날 갑자기 나타나는 것이 아닙니다.

대부분 5~10년에 걸쳐 중증으로 발전한 것이지요. 그런데 아파서 걷질 못하게 되면 "당장 낫게 해달라"고 합니다. 그 심정은 저도 이해하지만 제대로 치료하려면 시간이 걸릴 수밖에 없습니다.

우리네 선조들은 그걸 알고, 양생(養生, 병에 걸리지 않게 관리를 잘함-옮긴이)의 가르침을 중시하였기에 현대인들보다 느긋하게 살 수 있지 않았을까 생각합니다. 애초에 바로 낫게 하는 기술도 없었고, 수명도 짧았으니까요.

하지만 100세 시대가 된 지금은 "당장 낫게 해 달라"며 병원을 찾는 환자들에게 증상을 완화시켜주는 '대증요법' 처방을 합니다. 진통제를 먹으면 통증이 사라지고, 마치 다 나은 듯 느껴지지요. 그러면 환자나 의사나 다들 바쁘기 때문에 '이제 괜찮네'라고 안심하며 다른 문제에 집중하게 되고, 결국 몸은 또 무리를 하게 됩니다. 완전히 다 나은 상태가 아닌데도 말이지요.

앞서도 말했듯이, 통증만 없애 일상생활이 가능하도록 만든 것이라 아프지 않다고 계속 움직이면 연골이 더욱 손상되어 통증이 재발하고 증상이 악화되고 맙니다.

무릎이 안 좋아진 원인을 찾고 만약 그 원인이 생활습관에 있다면 '병원에 의지하지 않고 생활습관을 바꿔 보는 것', 즉 의식의 전환이 중요함을 거듭 강조하는 이유가 바로 여기에 있습니다.

그렇다면 '무릎 통증'은 왜 생기는 것일까요?

20년 전에는 멀쩡했던 무릎이 지금은 아프다면 분명히 원인이 있습니다.

농사를 짓느라 구부정하게 있는 시간이 길어 새우등이 되었을 수도 있고요.

남들보다 몇 배는 더 많이 일해서 스트레스가 쌓이니 자꾸 과자에 손이 가고, 그래서 살이 찌고, 이것이 무릎에 부담을 주었을 수도 있습니다.

컴퓨터 앞에 하루종일 앉아 있는 바람에, 문득 정신을 차리고 보니 학창 시절보다 허리둘레가 20cm나 증가했을 수도 있습니다.

이 또한 다들 열심히 살아 온 결과이니 지난 시간을 되돌아보며 후회하거나 자신을 탓하지는 않았으면 좋겠습니다. 그냥 이성적으로, 원인이 뭔지 생각해 보면 됩니다.

원인은 자신을 마주하면 알 수 있습니다. 그리고 스스로 '예전으로 돌릴 거야, 돌아갈 거야'라고 마음먹지 않으면 근본적인 치료는 불가능합니다.

누군가가 치료해 주겠거니 하고 기다리고만 있다가는 대증요법의 함정에 빠져 증상이 결국 재발하고 말 테니까요.

▌의식을 바꾸면 '치유력'이 발동된다

질병을 치료하는 것도 인생의 일부입니다. 하지만 질병을 치료하는 데엔 정작 인생의 주인공인 당사자가 없는 경우가 있습니다.

그런데 '예전으로 돌아갈 거야'라고 생각을 바꾼 사람은 주인공이 될 수 있습니다. 질병과 함께 인생의 중심에 서게 되는 것이지요. 그때 바로 치유력이 발동됩니다.

저는 수많은 환자를 보며 그런 생각을 했습니다.

그리고 질병처럼 인생에 중대한 영향을 미치는 문제는 어쩌면 그 사람의 인생에 터닝포인트가 왔음을 알려주기 위해 필연적으로 나타난 것일지도 모른다는 생각도 했습니다.

저 역시 큰 사고로 생사의 갈림길에서 세 번이나 살아 돌아온 경험이 있는데, 첫 번째 사고를 겪고 의사가 되고 싶다는 꿈을 품었으니 더욱 그런 생각이 든 것 같습니다.

'그 시기'를 어떻게 극복하는가는 그 후 어떻게 살아가는가와 직결됩니다.

그러니 자신의 몸을 바로 보고 원인을 찾아내 대처해 나가야 합니다.

'원인'을 바로잡으면 '결과(질병)'는 바뀝니다. 조언을 구할 의사와 의료전문가의 도움을 받으면서 자신이 선택한 치료법으로 극복해 나가는 것이 중요합니다.

자신의 치유력을 믿는다면 얼마든지 스스로 선택하고 책임질 수 있습니다. 그렇게 진지하게 주체적으로 살다 보면 필요한 정보와 치료법은 반드시 찾을 것이라고 믿습니다.

이 책을 통해 제가 드리는 다양한 제안도 '여러 선택지 중 하나'인 것이지요.

이 책을 선택한 것만 해도 저와 여러분은 보통 인연이 아닙니다. 전 이것이 단순한 우연이라고 생각하지 않습니다. 그러니 부디 최상의 결과를 가져올 소중한 인연이 되기를 바랍니다.

3장

연골체조 그대로 따라하기

소실된 연골을 '자력으로' 늘리는

다리 내던지기 운동

아침에
깨자마자

무릎 통증과 무릎 불안정감이 있는 사람에게 가장 중요한 습관!
의자나 침대 끄트머리에 걸터앉아,
매일 아침 다리를 흔들며 하루를 시작합니다.
갑자기 일어나기 전에는 필수!

장시간
앉아 있은 후

시 작 자 세

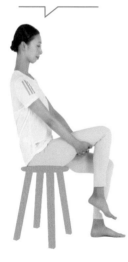

1

들어 올린 다리
전체에 힘을 주기!

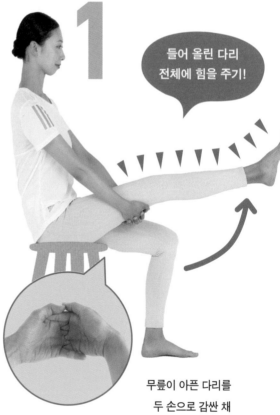

양손은 깍지를 끼고
다리를 감싸 쥡니다.

무릎이 아픈 다리를
두 손으로 감싼 채
들어 올려 쭉 펴줍니다.

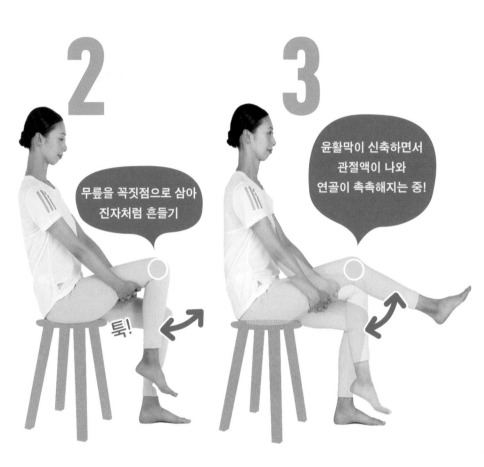

무릎을 꼭짓점으로 삼아
진자처럼 흔들기

윤활막이 신축하면서
관절액이 나와
연골이 촉촉해지는 중!

툭!

쭉 뻗은 허벅지의 힘을 빼면
다리가 '툭' 하고 떨어져
대롱대롱 흔들립니다.

진자운동이 계속되도록 두 팔의 힘으로
종아리를 계속 내던지듯 흔들어 줍니다.
허벅지의 힘은 완전히 뺀 상태로
두 팔의 힘만으로 흔드는 것이 포인트!

똑바로 설 수 있게 만들어주기

발가락 관절 스트레칭

연골을 보호하며 걷기 전에, 발이 땅을 제대로 딛고
똑바로 설 수 있도록 발가락을 마사지합니다.

엄지발가락과 검지발가락을 잡고
앞뒤로 벌려줍니다.
그다음엔 검지발가락과 중지발가락,
이렇게 새끼발가락까지 차례차례 벌려줍니다.
눈에 보이는 발가락만이 아니라
발허리뼈까지 움직여준다는 느낌으로!

여기가
발허리뼈!

사랑을 담아 하나씩
정성스럽게!

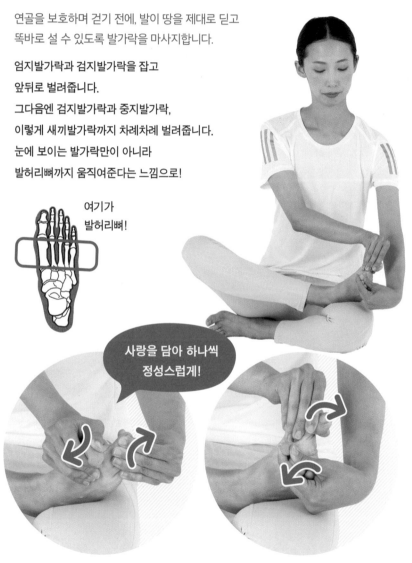

발가락 부채 만들기

발가락은 원래 손가락과 똑같이 움직일 수 있게 만들어졌습니다. 계속 움직여 줘야 정작 필요할 때에 버틸 수가 있지요. 넘어짐 예방에도 효과적입니다!

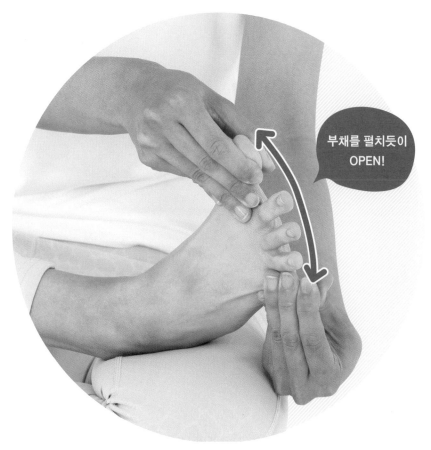

부채를 펼치듯이
OPEN!

발가락 5개를 부채를 펼치듯 쫙 벌려줍니다.

손발 깍지 끼기

땅을 움켜쥐는 듯한 힘을 키워줍니다. 손가락뿐 아니라
발가락으로도 꽉 움켜쥔다는 느낌으로
발가락에 힘을 주어 깍지를 낍니다.

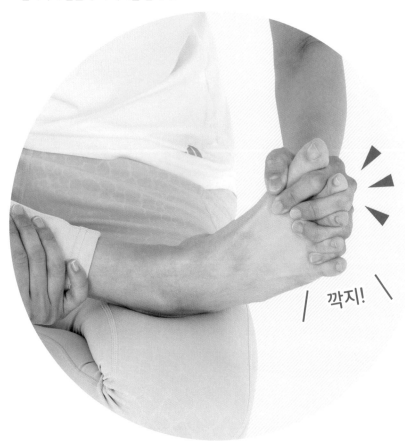

／ 깍지! ＼

손가락을 발가락 사이에 끼워 넣고, 손바닥을 발바닥에 딱 붙인 뒤 꽉 움켜쥡니다.
이 상태로 오른쪽으로 5번, 왼쪽으로 5번 발목관절을 크게 돌려줍니다.

발관절 비틀기

무릎과 마찬가지로, 쿠션 역할을 하는 것이 바로 발바닥 아치입니다.
아치를 유지하려면 두 개의 발관절이 유연해야 합니다!

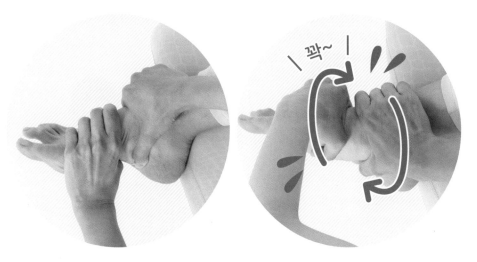

발바닥 아치 주변을 두 손으로 잡고, 걸레를 짜는 것과 같은 방식으로 부드럽게
비틀어줍니다. 억지로 힘을 주어 강하게 비틀지 않고, 할 수 있는 만큼만 해도
충분합니다.

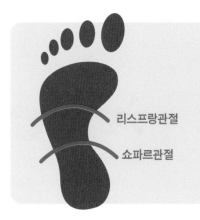

리스프랑관절

쇼파르관절

리스프랑관절과 쇼파르관절은
발바닥 아치를 유지하는 역할
을 합니다. 리스프랑관절은 5개
의 발가락뼈와 발허리뼈 사이에
위치하며, 발 구조상 중심에 해
당합니다. 쇼파르관절은 발바닥
아치가 휘는 것을 보조합니다.

O자형 다리의 연골 보호하기

안쪽 허벅지로 걷기

O자형 다리는 일단 '엄지발가락에 무게중심이 실리는 느낌'을 알아야 합니다.
걸을 때는 허벅지 안쪽을 의식하면서 모음근을 사용해 '발뒤꿈치부터
디디면서 엄지발가락에 무게중심을 싣는' 방식으로 걷습니다.

준비
엄지발가락 무게중심 싣기

의자에 살짝 걸터앉아 두 발을
어깨너비로 벌립니다. 발은 무릎 바로
아래에 위치하도록 둡니다.

무릎은 발 바로 위

2

무릎이 발보다 안쪽으로 들어가도록

두 손을 무릎에 얹고
상반신의 체중을
실은 후, 양 무릎을
안쪽으로 넣습니다.

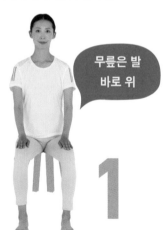

1

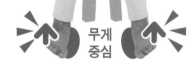

무게
중심

엄지발가락 쪽으로 하중이
실리면서 새끼발가락이 뜨는 것을
확인합니다.

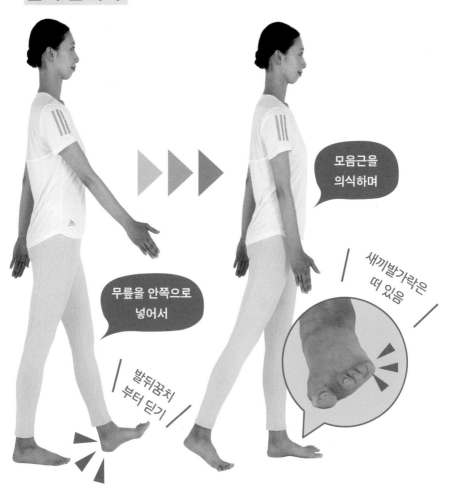

발뒤꿈치를 땅에 디딘 후 체중을 실을 때
무릎이 발보다 안쪽에 있는 것을 확인합니다.

X자형 다리의 연골 보호하기

일직선으로 걷기

X자형 다리는 일단 '새끼발가락에 무게중심이 실리는 느낌'을
알아야 합니다. 걸을 때는 뒷발을 앞발 바로 앞에 내디디며
'일직선으로' 걷습니다.

준비

새끼발가락 무게중심 싣기

의자에 살짝 걸터앉은
상태에서 두 다리는
벌리지 않고 가지런히
모읍니다.

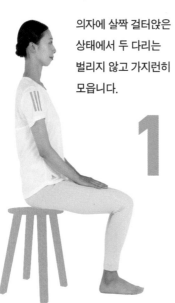

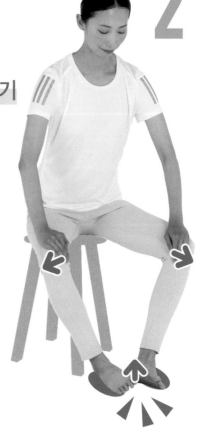

양 무릎을 바깥쪽으로 밀어 엄지발가락이
자연스럽게 뜨고 새끼발가락 쪽으로
무게중심이 실리는 것을 확인합니다.

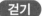

걸어 봅시다!

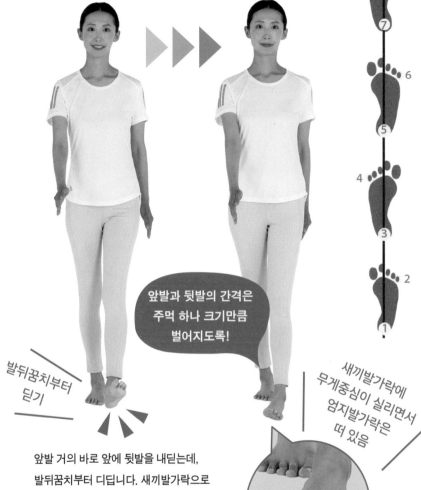

앞발과 뒷발의 간격은
주먹 하나 크기만큼
벌어지도록!

발뒤꿈치부터
딛기

새끼발가락에
무게중심이 실리면서
엄지발가락은
떠 있음

앞발 거의 바로 앞에 뒷발을 내딛는데,
발뒤꿈치부터 디딥니다. 새끼발가락으로
무게중심을 이동시키며 앞으로 나아갑니다.
그것만 의식하면 자연스럽게 일직선상을
걷게 됩니다.

근육 강화, 우선은 이것부터!

세상에서 제일 간단한 근력 운동

어렵지 않아 금세 따라 할 수 있는 근력 운동!
언제든 생각날 때마다 그 자리에서 근육을 움직여 봅시다.
눈에 띄지 않게 할 수 있는 운동이니,
사람들 앞에서도 몰래 근육을 단련할 수 있습니다.
온몸의 혈액순환을 원활하게 해주는 효과도 있습니다!

언제든
어디서든
몇 번이든

1 의자에 앉아 발끝을
들었다 내립니다.

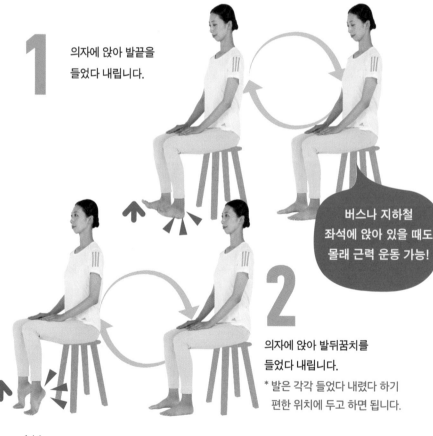

버스나 지하철
좌석에 앉아 있을 때도
몰래 근력 운동 가능!

2 의자에 앉아 발뒤꿈치를
들었다 내립니다.

* 발은 각각 들었다 내렸다 하기
편한 위치에 두고 하면 됩니다.

누워서 안쪽 허벅지 강화하기!

모음근 운동

O자형 다리를 위한 '안쪽 허벅지로 걷기'에 쓰이는 모음근을
강화하는 훈련법입니다. X자형 다리라 해도 모음근을 강화하면
건강에 도움이 되므로 습관적으로 해 보세요!
누워서도 할 수 있으니, 짬이 날 때마다 틈틈이 해주면 좋습니다.

처음엔
10회를 목표로,
익숙해지면
30~40회를
목표로!

1 옆으로 누운 뒤, 팔은 편한 위치에 둡니다. 위에 있는
다리를 앞으로 빼고 무릎을 굽힙니다. 아래에 있는
다리는 곧게 펴줍니다.

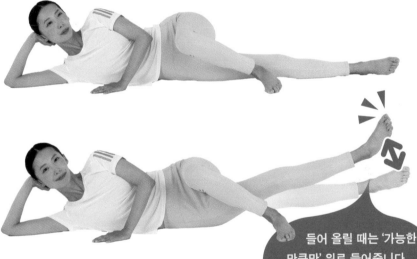

2 아래에 있는 다리를 들었다 내립니다.
방향을 바꿔 반대쪽 발도 똑같이
실시합니다.

들어 올릴 때는 '가능한
만큼만' 위로 들어줍니다.
내릴 때는 '완전히 다 내리지
않고 바닥에서 살짝 띄우는
정도까지'만 내려줍니다.

'장수 근육' 효율적으로 강화하기!

일석오조 체조

중장년 이후부터 꼭 강화해야 할 '5가지 근육'을 강화할
수가 있습니다. 매일 하는 습관을 들여 볼까요?

**처음엔
10회를 목표로,
익숙해지면
30~40회를
목표로!**

1 등을 대고 똑바로 누워
한쪽 무릎을 세웁니다.

90도

허리를 쭉 들어 올립니다.
두 손을 바닥에 대고 지지해주면
훨씬 안정적일 거예요!

2

허리를 손으로 받쳐도 OK!

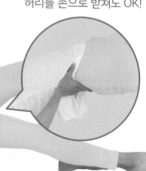

\ 이 체조 하나로 이 많은 근육을 자극할 수 있다니! /

5가지 근육을 동시에 강화할 수 있다!

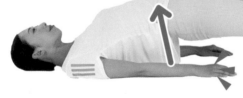

햄스트링 넙다리
네 갈래근 볼기근 등근육 배근육

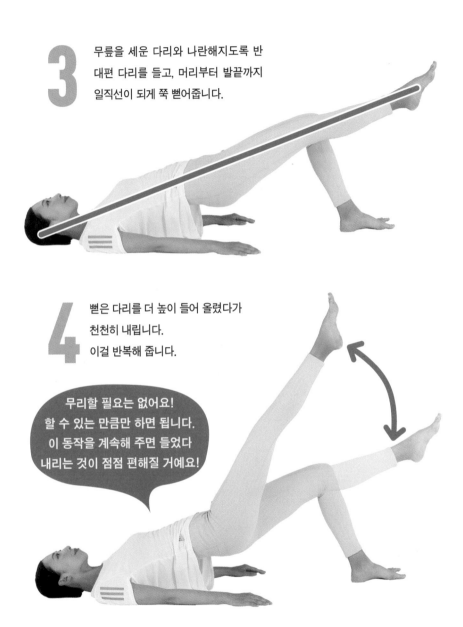

3 무릎을 세운 다리와 나란해지도록 반
대편 다리를 들고, 머리부터 발끝까지
일직선이 되게 쭉 뻗어줍니다.

4 뻗은 다리를 더 높이 들어 올렸다가
천천히 내립니다.
이걸 반복해 줍니다.

무리할 필요는 없어요!
할 수 있는 만큼만 하면 됩니다.
이 동작을 계속해 주면 들었다
내리는 것이 점점 편해질 거예요!

4장

내 몸의 힘을 믿고 '100년 체력'을 기르자

100년 체력을 원하는
사람에게 해주고 싶은 말

▌천수를 누리고 싶다면 의사에게 의존하지 마라

《100년 다리》의 독자들 사이에서 특히 반응이 좋았던 것은
지금부터 소개할 '의사와의 관계 맺는 법'과 '인간의 치유력'에 대한
부분이었습니다.

이는 살면서 알아두어야 할 기본적인 사항이자 의무교육으
로 가르쳐주면 좋을 것 같다고 생각했던 부분이라, 이 부분을
주목해주었다는 사실에 참 뿌듯했습니다.

이런 내용에 대한 사람들의 관심이 높아졌다는 것은 인생과
건강에 대해 진지하게 고민하는 사람들이 많아졌다는 증거일

테지요. 우리 사회가 성숙하여 다음 스텝으로 나아가기 위한 바람직한 현상이라 생각합니다.

《100년 다리》를 읽은 독자들로부터 마음이 담긴 후기를 많이 받았습니다.

'생각지도 못했던 내용이고, 인생의 터닝포인트가 되었다'라는 내용이 있는가 하면, '궁금했던 부분이 해소되었다. 좀 더 깊이 알고 싶다'라는 내용도 많았기에 새로운 정보를 추가해 알려드리려고 합니다.

어떤 병이든 치료의 주인공은 환자 본인입니다. 하지만 무의식중에 '병원에 가서 의사선생님한테 치료해 달라고 해야지'라고 생각하는 건 인간의 몸과 질병에 대한 지식이 부족하기 때문에 어쩔 수 없는 일이라고 생각하는 분들도 많을 것입니다.

하지만 의사는 대부분의 경우 교과서나 전문 분야의 학회가 만든 가이드라인에 따라 치료를 합니다. 그래서 전국의 어느 의료기관에 가더라도 표준화된 의료서비스를 제공받게 되는데, 가끔 교과서나 가이드라인이 틀렸거나 새로운 사실이 발견되어 수정되는 경우가 있습니다. 실제로도 몇 차례 수정이 되었지요.

게다가 인간은 다양성을 지닌 존재이므로 교과서나 가이드라인에 나오는 사례가 모든 환자에게 적절한 '절대적 치료법'이 될 수는 없습니다. 그러니 교과서와 가이드라인 등을 맹신하지 않고 항상 의심하는 자세를 갖고 있어야 의학적인 진보도 가능하다고 생각합니다.

그런데 목표가 질병의 근본적 치료가 아니라 질병에 따른 증상을 완화시키는 '대증요법'이라면 교과서나 가이드라인에 나오는 대로 치료가 가능합니다. 우리 몸은 꽤 단순하기 때문에, 현재 생긴 단일 증상만을 대증요법으로 완화시키는 것은 어렵지 않습니다. 그것은 눈앞에 있는 환자의 몸과 질병의 원인, 배경을 이해하려고 애써 노력하지 않아도 가능하거든요.

최근에 어떤 의사가 환자에게 청진기를 갖다 댔더니 "와, 오랜만이네요!"라며 환자가 깜짝 놀랐다고 합니다. "전에 봐주셨던 선생님은 컴퓨터 화면만 보고 제 얼굴은 보지도 않았거든요. 청진기를 대 본 게 몇 년 만인지 모르겠어요"라며 말이지요. 그럴 수도 있겠다는 생각이 들었습니다.

'검사 결과, 수치가 ○○이상이면 A코스이고 △△이상이면 B코스이다.' 이렇게 구체적으로 가이드라인에 실려 있으니 컴퓨터 화면을 보며 치료법을 결정하는 것입니다.

그런데 그런 의사는 '당신의 병'에 대해 사실 잘 모를 수도 있습니다.

그럼 누가 '당신'과 '당신의 병'에 잘 알고 있을까요?

고민할 필요도 없습니다. 누구보다 잘 아는 사람은 병에 걸린 후 만난 의사도 그 누구도 아닌 바로 환자 본인이니까요. 당신의 병은 당신이 가장 잘 알고 있습니다. 인간이 본래 가진 치유력과 그 사람이 아픈 원인, 배경에 주목할 줄 아는 의사라 하더라도 환자보다 더 잘 알 수는 없는 법이지요.

그러니 남에게 맡기지 말고, 자신이 지휘권을 쥐고 모르는 부분만 의사에게 조언을 구하는 것이 바람직한 자세입니다.

현재 환자에게 일어나고 있는 일의 원인을 찾아낼 수 있는 사람은 환자 본인밖에 없습니다. 그러니까 자신에게 정말로 필요한 치료법이 무엇인지 결정하는 것도 환자 본인의 몫입니다.

의사는 환자에게 친절한 조언자에 머무를 뿐, 현재의 치료

방침에 따라 치료를 진행하는 '시공자'여서는 안 된다고 생각합니다. 환자가 자신의 증상이 나타나게 된 원인을 찾아내어 예전 상태로 돌아갈 수 있도록 조언을 해주는 사람이어야 합니다.

집이나 차를 살 때 관련 지식이 없다는 이유로 부동산 중개업자나 자동차 딜러에게 전적으로 맡기고 그들이 선택하도록 하나요? 그렇지 않습니다. 전문가의 조언은 받지만 자신과 가족의 라이프스타일과 희망사항을 모두 고려해 직접 결정하지요.

물론 집이나 차와 비교하는 것 자체에 무리가 있습니다. 우리 몸은 대체 불가한 것이니까요.

다만 '스스로 소중히 여기지 않으면, 결코 천수를 누릴 수 없다'는 의미입니다.

▌무릎 통증에 대한 보존요법이 왜 다른 병까지 고치는 걸까?

제가 이러한 내용을 환자들에게 계속 설명하게 된 계기 중 하나는 변형성무릎관절증 보존요법을 시도한 결과 무릎 통증뿐 아니라 당뇨병까지 치료된 사람이 많이 있다는 것을 알게 되었기 때문입니다.

그 사람들은 '과식'하는 습관을 끊고 적정 체중이 되었고 그 결과, 혈당치가 정상으로 돌아가면서 당뇨병에서도 해방되었습니다. 조금 더 자세히 살펴보겠습니다.

변형성무릎관절증 환자 중 약 3분의 1이 '과식으로 인한 과체중→무릎 악화'의 과정을 겪습니다(서양의 경우 환자 중 70%의 원인이 과체중이었음). 그리고 그중 약 절반은 당뇨병 진단을 받고 약물치료를 받고 있습니다.

하지만 보존요법을 실시해 체중이 감소하면 대부분 무릎 통증과 당뇨병 모두 호전됨을 경험합니다.

쇼난가마쿠라종합병원에서 근무했던 15년간, 제 환자 중 당뇨병이 완치되어 더 이상 약을 먹을 필요가 없어진 사람이 117명입니다. 이 117명은 모두 '당뇨병은 완치가 없다'고 믿고 약물을 복용해 왔던 분들이었습니다.

무릎 통증과 당뇨병은 원인(과식, 급격한 체중 증가)이 동일한데, 원인을 제거하는 '보존요법'을 실시했으니 이런 결과를 얻을 수밖에 없는 것이지요. 만약 무릎 통증이 없었다면 당뇨병은 치료하지 못했을지도 모릅니다. 당뇨병의 약물치료는 '대중요법'에 불과하니까요.

▌경구 혈당강하제로는 당뇨병을 치료할 수 없다

당뇨병에는 1형과 2형이 있습니다. 1형 당뇨병 환자는 인슐린을 생성하는 유전자가 처음부터 없는 사람이거나 면역체계 이상으로 인슐린을 생성하는 췌장 베타(β)세포가 공격을 받아 인슐린이 분비되지 않는 사람입니다.

1형 당뇨병은 어린 나이에 발병하며 전체의 1~2%입니다. 나머지 98%는 2형 당뇨병입니다. 그 원인은 과식으로, 인슐린을 생성하느라 지치거나 인슐린이 항상 너무 많이 나오는 바람에 세포가 인슐린을 받아들이지(감수) 못해서 발생합니다.

즉 원인은 베타 세포가 지쳐서 인슐린을 만들어내지 못하거나 너무 많이 만들어 포화상태가 되는 바람에 제 기능을 하지 못하기 때문입니다. 급격히 증가하고 있는 '2형 당뇨병'은 너무 많이 먹어서 생기는 병입니다. 그래서 당뇨병을 '생활습관병(lifestyle disease)'의 하나로 봅니다.

인슐린은 혈중 포도당을 세포 내로 유입시키는 일을 하는데, 이 기능에 문제가 생기면 혈액 속에 포도당이 넘쳐남에도 불구하고 세포는 그 포도당을 쓸 수가 없습니다. 그렇게 되면 세포는 에너지원인 포도당이 들어오지 않아 에너지 부족 상태가 되지요.

세포 안에는 포도당이 없고 세포 밖 혈액에는 포도당이 많은 상태가 지속되면, 삼투압에 의해 세포 안의 수분이 혈관으로 이동해 소변을 많이 보게 됩니다(다뇨, 多尿). 그러면 세포 안에는 수분이 부족해져 탈수가 일어나지요. 탈수 증상으로는 목마름, 입마름, 건조한 피부, 권태감, 두통, 어지러움 등이 있습니다. 탈수가 심하면 의식혼탁과 저혈압 등 심각한 증상으로 진행됩니다.

당뇨병 치료지침(가이드라인)을 보면, 2형 당뇨병일 경우 복용 시 혈당치가 내려가는 '경구 혈당강하제'를 처방합니다. 그런데 원인이라 할 수 있는 과식 문제는 왜 바로잡아주지 않는 것일까요? '생활습관병'이라 설명하기도 쉬울 텐데….

그럼 원인인 과식 습관을 고치지 않고 치료지침(가이드라인)에 따라 약(경구 혈당강하제)을 먹으면 어떻게 될까요? 경구 혈당강하제는 5가지 종류가 있고 작용이 제각각 다른데, 어느 것을 먹어도 혈당치는 내려갑니다. 그 원리는 무엇일까요?

장에서 포도당 흡수를 줄이거나, 간에서 새롭게 생성되는 포도당의 양을 줄이거나, 인슐린 분비를 자극하거나, 인슐린 감수성*을 높이거나, 탄수화물의 소화·흡수를 늦춤으로써 혈당치를 내리는 것입니다.

이제부터 무슨 말을 하려는지 이미 알아채신 분들도 있을 텐데요. 약으로 혈당치를 내리면 우리 몸은 그 변화에 대응하여 원래대로 돌아가려고 합니다. 이는 생명을 안전하게 보전하려는 작용(항상성)이며, 자연스러운 반응입니다.

당뇨병이라 진단받고 '혈당강하제'를 복용함

↓

약의 작용으로 혈당치가 내려감

↓

뇌가 혈당치 감소를 인식함. 뇌가 죽음의 위기를 느끼고 혈당치를 올리려 함

---

* 인슐린이 체내에서 얼마나 정상적으로 민감하게 기능하는지에 대한 개념으로, 인슐린이 세포에 작용하여 포도당을 흡수하는 능력을 말한다. 인슐린 감수성이 높으면 인슐린이 적게 분비되어도 세포가 포도당을 잘 흡수해 혈당이 높아지지 않도록 조절한다. 반면에 인슐린 감수성이 낮으면 인슐린이 많이 분비되어도 세포가 포도당을 잘 흡수하지 못해 혈당이 높아진다. -옮긴이

↓

식욕이 솟구쳐 음식을 먹음. 원래는 분비하지 못하던 인슐린을 분비함

↓

인슐린이 고갈되거나 인슐린 저항성*으로 인해 혈당치가 증가함

당뇨병에 걸린 첫 번째 원인은 '과식'인데, 혈당강하제는 '과식'을 유발하여 악순환을 초래할 가능성이 있습니다. 약을 먹어 일시적으로 혈당치가 감소해도 또다시 증가하고 마는 악순환이 벌어지는 것이지요. "나쁜 습관 때문에 생긴 병이라면서 병 때문에 나쁜 습관이 유발된다니, 지금 장난쳐?"라고 따지고 싶네요.

악순환을 알아챈 의사들은 2형 당뇨병에 걸리면 완치는 불가능하니 '혈당강하제'로 혈당을 조절해서 합병증이 생기지 않도록 조심하는 것이 최선이라며 그렇게 스스로 합리화합니다.

---

* 인슐린이 체내에서 얼마나 정상적으로 민감하게 기능하는지에 대한 개념으로, 인슐린이 세포에 작용하여 포도당을 흡수하는 능력을 말한다. 인슐린 감수성이 높으면 인슐린이 적게 분비되어도 세포가 포도당을 잘 흡수해 혈당이 높아지지 않도록 조절한다. 반면에 인슐린 감수성이 낮으면 인슐린이 많이 분비되어도 세포가 포도당을 잘 흡수하지 못해 혈당이 높아진다. -옮긴이

현재 이 '대증요법'이 표준적인 치료법인데, 사실 약을 꾸준히 먹는다는 것은 자연에 없는 화학물질(이물질)을 계속 섭취한다는 뜻이므로 간이나 신장에도 부담이 됩니다.

다시 한번 강조하는 말이지만 우리가 마주해야 할 진짜 적은 바로 '과식'입니다.

▎약이 아닌 '내 몸의 자연치유력'을 믿자

당뇨가 있는 상태에서 무릎 보존요법을 시작해 '주 1회 단식'을 시도한 분이 있습니다. 그 분은 단식을 하는 날엔 경구 혈당강하제를 먹지 않고 저혈당 쇼크를 방지하기 위해 비상시 먹을 사탕을 준비해두고 물만 마시며 하루를 버텼습니다. 처음에는 '못할 것 같았는데 막상 해 보니 단식도 별거 아니네. 물도 맛있게 느껴지고'라는 생각이 들었다고 합니다. 다른 날에도 먹는 양이 줄어 과식하는 습관이 자연스럽게 사라졌고, 그렇게 다이어트에 성공했습니다.

혈당치까지 정상으로 돌아온 환자들은 '원인을 치료하는' 경험을 한 것입니다. 그 상태를 계속 유지한다면 당뇨병은 더 이상 재발하지 않을 것입니다. 물론 신체에 미치는 부작용도 전혀 없습니다.

한편, 당뇨 약을 3년 이상 복용한 어떤 분은 5년 이상 당뇨 약을 복용한 분이 단식에 성공했다는 이야기를 듣고 조심스럽게 도전했다고 합니다. 물을 천천히 많이 마시며, 긴장을 풀고 느긋한 마음으로 단식을 하는 것이 포인트입니다.

비슷한 대증요법(약물치료) 사례는 차고 넘칩니다. 《100년 다리》에서 고혈압일 경우 처방받는 '혈압강하제', 역류성식도염일 경우 처방받는 'PPI(proton-pump inhibitors, 양성자 펌프 억제제)'의 작용과 부작용에 대해 설명했는데, 그 외에도 예를 들자면 끝이 없습니다.

약을 처방받으면 어떤 작용을 하는 약인지 정확히 이해하여 필요한 경우에 한해 복용하는 것이 자신을 위한 길입니다.

저는 약대를 졸업한 후, 의대에 다시 들어가 의사가 되었습니다. 제가 배운 전문지식에 비추어 보더라도 **인간이 본래 가진**

'치유력'과 항상성을 화학물질로 조절하는 것은 어디까지나 일시적으로, 그리고 최소한의 정도에 머물러야 한다고 생각합니다.

또 약물뿐만이 아니라 수술 같은 의료행위도 마찬가지입니다.

물론 수술이 필요할 때도 있습니다. 저도 매일 최선의 수술을 위해 준비하고 있고, 제가 교통사고를 당했을 때도 필요한 수술을 받아 살 수 있었습니다. 하지만 대증요법에 불과한 경우도 있다는 사실을 꼭 알아두기 바랍니다.

▎'하지정맥류'도 원인을 찾아 치료하자

무릎 뒤와 장딴지 등에 혈관이 울룩불룩하게 돌출되는 질병이 있는데요. 바로 '하지정맥류(varicose vein)'입니다. 정맥이란 우리 몸에 있는 2가지 종류의 혈관 중 하나입니다.

동맥은 심장에서 목적 장기까지 가는 혈관이며, 산소와 영양분을 운반합니다. 동맥이 끊어지면 목적 장기가 죽어버리기 때문에 쉽게 손상되지 않도록 동맥은 우리 몸 깊숙한 곳에 위치합니다. 손이나 발의 경우, 피부에서 먼 깊은 곳(손발 중심부)을 통과하여 손발 끝으로 향합니다. 또 동맥은 정맥에 비해 그

벽이 두껍고 탄력성이 있습니다.

반면에 정맥은 목적 장기의 노폐물을 모아 심장으로 돌아가는 혈관으로, 피부 바로 아래에 다수 분포되어 있습니다. 모든 부위와 장기에서 나온 노폐물과 이산화탄소를 싣고 심장으로 향하지요. 피부 표면이 손상되어 피가 나는 경우는 대부분 정맥혈입니다. 정맥은 동맥에 비해 그 벽이 얇고 찌부러지기 쉬운 것이 특징입니다.

> 동맥: 심장에서 우리 몸 구석구석으로 '산소와 영양을 포함한 혈액'을 보내는 혈관. 우리 몸 중심부에 위치하는데, 그 벽은 두껍고 탄력성이 뛰어나다. 혹시라도 잘리거나 하면 큰일이다.
> 정맥: 몸 전체를 순환하면서 '이산화탄소와 노폐물을 회수한 혈액'을 심장으로 되돌려 보내는 혈관. 대부분 피부 바로 아래에 위치하는데, 그 벽은 얇고 찌부러지기 쉽다. 잘려도 쉽게 지혈된다.

혈관은 이처럼 크게 두 가지 종류가 있습니다. 동맥에 혈액을 보내는 것은 심장의 펌프기능이 담당합니다. 반면 정맥은 심장의 빨아당기는 힘과 인간이 활동했을 때 일어나는 근육의 수축 작용에 의해 압박을 받아 혈액을 '출발점'인 심장으로 다시 돌려보냅니다. 이렇듯 혈액은 심장에서 나와 우리 몸 구석구석에 도달해 노폐물을 모은 뒤 다시 심장으로 돌아갑니다.

그런데 정맥류는 머리와 손에는 생기지 않습니다. 이유가 무엇일까요?

바로 머리와 손의 위치 때문입니다. 심장과 같은 높이거나 그보다 더 위에 있기 때문에 심장으로 돌아가는 것이 수월하거든요.

정맥류는 무릎 뒤와 장딴지 등 종아리에 생깁니다. 발끝까지 도달한 혈액이 되었다고 상상하고 심장으로 돌아가는 방법을 생각해 봅시다. 장딴지 뒤쪽을 지나 무릎 뒤, 허벅지 뒤를 통과한 후 복강으로 들어갑니다. 배 안에서는 등 쪽을 지나 빗장뼈 높이까지 올라간 후 심장으로 돌아갑니다.

하지정맥에서 심장으로 혈액을 돌려보내는 것은 1m 넘게 중력을 거슬러 올라가야 하는 대장정입니다.

그런데 너무 많이 먹어 배에 지방이 잔뜩 끼어 불룩 나오면, 정맥 입장에서는 그보다 더 큰 난관이 없습니다. 발끝에서 심장으로 돌아가는 길고 긴 여정에서, 배 안에 들어온 혈액은 심장을 약 40cm 앞에 두고 거대한 벽을 마주하는 셈이지요. 오랜 시간 차곡차곡 쌓은 배 속의 피하지방과 내장지방이 정맥을 꽉 눌러 압박하고 있기 때문입니다.

하지정맥에는 역류를 차단하기 위한 판막이 있는데, 그 판막이 손상되면 혈액은 다시 발 쪽으로 역류하고 맙니다. 그렇게 되면 장딴지에 혈액이 쌓인 정맥이 혹처럼 울퉁불퉁하게 불거져 나옵니다. 역류한 혈액을 '되돌아온 혈액'이라고도 하는데, 장딴지에는 새로운 혈액도 오기 때문에 혈액이 뒤엉켜 소용돌이를 일으키면서 혈전이 생기기 쉽습니다. 이것이 만성적으로 가면 '하지정맥류'가 되는 것입니다.

'하지정맥류'라는 진단이 내

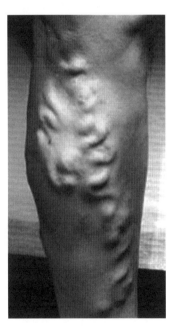

하지정맥류

무릎 뒤 장딴지에 생긴 울퉁불퉁한 혹

려질 경우, 외과의 치료지침(가이드라인)에서는 울퉁불퉁하게 불거진 혈관을 제거하는 발거술(스트리핑)을 하거나 레이저로 정맥을 지져 혈관을 폐쇄시키는 레이저 수술을 제안합니다. 이렇게 정맥혈이 역류하여 혹처럼 울퉁불퉁하게 혈관이 돌출되는 원인은 그대로 둔 채, 돌출된 혈관만 제거하는 것도 결과만 없애고 원인은 그대로 방치하는 '대증요법'에 해당합니다.

몸(다리)을 많이 움직이지 않아서 근육의 수축이 적음→운동부족→복부 지방 증대→역류한 혈액이 증가→정맥 판막 손상→하지정맥류

이런 식으로 진행되는 것입니다.

또 '하지정맥류' 단계까지 오지 않더라도 역류한 정맥혈이 증가하면 장딴지에서는 혈액의 흐름이 정체됩니다. 그렇게 되면 밤마다 자주 다리에 쥐가 나거나 장딴지에 혈전이 생기게 되지요.

작은 핏덩어리(혈전)가 생기는 것 자체는 문제가 아니지만, 그 작은 혈전이 혈관 속을 타고 올라가면 문제가 됩니다. 심근경색, 뇌경색, 폐경색 등과 같은 혈전증을 초래할 가능성이 있기 때문입니다.

'불룩 튀어나온 배'와 무릎 통증 사이에는 몇 가지 공통적인 원인이 있습니다. 이 원인을 치료하지 않으면 울퉁불퉁한 돌출 혈관을 제거한다 한들 재발하게 될 테고, 혈전이 쉽게 생기는 상태라는 것은 변하지 않습니다. 무릎 수술을 받은 후엔 종아리가 붓는데, 배가 많이 튀어나온 사람일수록 붓기는 더 심하고 오래 지속됩니다. 이는 심장으로 돌아가는 정맥을 가로막는 엄청난 난관이 존재하기 때문입니다. 수술로 인해 무릎이 부었는데, 거기로 역류한 혈액까지 들어오게 되니 정말 큰일이 아닐 수 없습니다.

▌나이가 들어 '혈압이 상승하는' 데엔 이유가 있다

1장에서 손가락이 베였을 때 '염증→통증→환부에 피가 몰림→딱지가 생김→복구'의 과정을 거쳐 낫는다고 말했던 적이 있습니다. 또 이러한 치유 과정은 내장세포나 혈관세포, 뼈가 거의 동일하다고도 했습니다.

그래서 '통증'은 우리 몸의 일부가 손상되었을 때 그것을 복구하기 위해 나타나는 '신호'이며, 얼른 낫도록 안정을 취하라는 사인이라고도 설명했습니다.

즉 모든 통증에는 의미가 있습니다. 적이 아니라 아군인 것이지요. 물론 아픈 걸 좋아하는 사람은 없겠지만 말입니다.

예를 들어, 나이가 들어감에 따라 혈압이 상승하는 것도 다 이유가 있습니다. 나이가 들면 동맥벽이 딱딱해져 동맥경화가 일어나는 데다 신체 여기저기서 '복구'가 필요한 상황, 즉 혈액을 모아야 할 필요가 생기므로 혈압이 상승하는 것입니다.

특히 신장과 간이 손상되어 약해지면 거기에 혈액이 모이기 때문에 혈압이 상승합니다. 혈압 상승은 '치유력'이 발동된 것이므로 자연스러운 현상입니다.

이러한 원리를 모르면 통증이나 혈압 상승을 그저 '나쁜 증상'으로 보기 쉬운데, **우리 몸에서 일어나는 반응 중에 무의미한 것은 없습니다.** 면역학의 대가 아보 도루는 항상 "인간의 몸은 실수를 하지 않는다"라고 말했습니다. 현재 우리가 알고 있는 것이 전부는 아닐 것입니다.

인간이 지나치게 약으로 통증을 없애거나 혈압을 낮추면, 복구 스위치가 켜지지 않거나 혈압이 너무 내려가서 필요한 혈액을 장기로 보내기가

힘들어집니다.

지금으로부터 약 50여 년 전인 1975년에는 180 이상을 고혈압으로 보았습니다. 그러다 1989년에 내과 치료지침(가이드라인)이 개정되어 160 이상을 고혈압이라 보기 시작했고, 2019년부터는 140 이상을 고혈압으로 보고 있습니다. 인간은 달라진 게 없는데 고혈압 기준치는 왜 이렇게 내려간 것일까요?

저는 이 기준에 반대합니다. 프랑스 의사가 쓴 논문에 나온 것처럼 '연령+90'이 적정 혈압이라 생각하거든요. 만약 70세라면 '70+90=160'이므로, 160 이상일 경우 고혈압으로 봐야 합니다. 80세라면 170 이상이 고혈압에 해당하며, 증상(비틀거림이나 두통)이 없으면 혈압을 낮출 필요가 없습니다. 연령과 관계없이 일률적으로 고혈압 기준치를 정할 것이 아니라 증상과 연령을 고려하여 혈압을 조절해야 합니다.

저희 병원에 입원하는 환자분들은 연령대가 60~96세 정도입니다. 80세 이상인 분은 고혈압 약을 2~3알 드시는데, 입원 시에 혈압을 재면 100에서 120 정도가 나옵니다. 입원 중에는 하루에 여러 번 혈압을 측정하기 때문에, 일단 약을 끊고 관리

를 합니다. 퇴원할 때 보면 종종 "약을 많이 안 먹으니까 머리
도 맑아지고 기분도 좋았다"는 말씀을 하시더군요.

혈압이 계속 낮은 상태로 두면, 상처도 더디게 낫고 혈액이
뇌로 잘 가지 않아서 건망증이 심해지거나 치매로 가는 지름
길이 됩니다. 영양이 좋지 못했던 과거에는 혈관이 낡아 쉽게
손상되었기 때문에 뇌일혈(뇌출혈) 환자가 많았습니다. 그러나
지금은 혈압이 낮아서 뇌까지 혈액이 도달하지 못해 뇌경색이
오는 사람이 더 많은 듯합니다.

▌최고의 주치의 고르는 법

저는 의사이지만 의료를 맹신해서는 안 된다고 생각합니다.

왜일까요? 의사가 된 사람들은 성실해서 어릴 때부터 성적
이 뛰어난 사람이 많습니다. 그런데 성실한 의사일수록 치료
지침(가이드라인)을 철저히 준수하지요. 이때 가이드라인이 정
확하다면 다행이지만, 그것이 환자에게 맞지 않거나 의도적으
로 잘못 작성되어 있다면 정말 큰일이 납니다. 의료가 발달하
고 있음에도 투석이 필요한 환자가 여전히 증가하고 있는 이

유가 바로 여기에 있다고 생각합니다.

통증이 심할 때는 활동을 삼가고 몸을 쉬게 해주어야 합니다. 나이가 많은 분들은 자신의 컨디션을 기록하는 것이 좋습니다. 그리고 약은 명확한 이유 없이 장기 복용하지 않도록 주의해야 합니다.

장기간 약을 처방받아 왔다면 정기적으로 주치의와 상담을 하는(상담할 수 있는 주치의를 선택하는) 것이 좋습니다. 아무 생각 없이 약을 계속 복용하는 환자와 약을 계속 처방하는 의사가 많아진 지금, 본인의 몸은 본인이 관리해야 합니다. 그러려면 상담을 잘 해주는 주치의를 찾는 것이 무엇보다 중요하겠지요.

저는 젊은 시절, 골절 수술을 하면서 '의사라고 너무 자신하면 안 되겠구나'라는 생각을 하게 된 경험이 있습니다. 수술에 조금 익숙해지면서 '어떤 골절이든 다 치료해주겠어!'라며 의기양양하게 수술에 임했던 시절의 이야기입니다.

어느 날, 제가 한 수술을 되돌아보다 깨달았습니다.

머리카락 한 올 만큼의 어긋남도 없이 골절된 뼛조각을 완벽히 고정시키고, 시간을 들여 뼛조각 주변의 연부 조직을 뼈에서 분리시켰습니다. 그런데 뼈가 잘 붙지 않았지요.

반면에 연세가 많으신 교수님의 조수로 들어갔을 때, 살짝 어긋난 상태로 얼른 수술을 끝마친 적이 있었습니다. 수술시간이 짧고 뼈가 살짝 어긋나 있더라도 피만 통하면 뼈는 다시 붙으면서 낫는다는 사실을 그때 비로소 알게 되었지요. 뼈와 뼈를 아무리 완벽하게 이어 붙여도, 근육이나 주변 조직을 너무 많이 잘라내면 골절부에 피가 잘 통하지 않아 뼈가 새로 생성되기가 힘들고 수술 후 감염도 잘 일어나더군요.

한마디로 '혈액의 흐름을 방해하지 않아야 빨리 낫는다'는 사실을 뼈저리게 느꼈습니다.

인간의 '치유력'이 얼마나 위대한지를, 그리고 의사는 그저 '아주 작은 도움을 줄 뿐'이라는 사실을 배웠습니다. 그리고 그 과정에서 인간의 면역체계와 항상성의 작용에 흥미가 생겨 다시 열심히 공부를 했습니다. 수술로 따지자면, 단시간에 끝내면서 주변 조직에 대한 침습이 적어 혈행이 잘 유지되는 깔끔한 수술이 최고인 것이지요.

의사도 인간인지라 완벽할 수 없고, 애초에 환자의 몸은 환자 본인이

가장 잘 압니다. 그러니 자신의 자연치유력을 응원해줄 주치의 선생님을 찾길 바랍니다.

▌그 누구보다 자신을 극진히 대접하자

내가 왜 이런 병에 걸렸을까 그 원인을 찾다 보면, 이런저런 생각이 들면서 자신이 몸을 소중하게 다루지 않았음을 깨닫게 될 수도 있습니다. 그러면 후회가 물밀듯이 밀려오면서 자신이 한심하게 보이겠지요.

하지만 어떻게 해야 소중히 다루는 것인지도 몰랐고, 병에 걸리리라고는 생각조차 못 한 채 그저 앞만 보고 열심히 달려왔기에 지금의 내가 있는 것입니다. 미래는 얼마든지 바꿀 수 있으니 이젠 긍정적으로 생각하고 행동합시다! 생각만 해서는 아무것도 바뀌지 않습니다. 행동이 바뀌는 것이 중요합니다.

변형성무릎관절증으로 고생하고 있거나 그렇게 될 것 같아 불안하다면, 부작용의 우려가 전혀 없는 보존요법을 시도해보는 것은 어떨까요? 보존요법이 효과가 없다면 최후의 수단으로 수술 등의 방법도 있으니까요.

소중한 몸에 메스를 대기 전에, 딱 3개월만 혼자 힘으로도 할 수 있는 보존요법을 시도해 보기 바랍니다. 자신을 위해 질병의 '겉(증상)'만 보지 말고 그 '속'에 있는 원인을 치료해 증상을 없애는 노력을 해 보자는 것입니다.

이건 여담인데, 예전에 교통사고를 당해 거의 죽을 뻔했을 때 제가 제 몸에서 빠져나와 공중에서 제 몸을 내려다보았던 기억이 있습니다. 그래서 '혼(魂)'이란 것이 존재하고, 지금은 그것이 영원의 존재라 믿습니다. 그렇다면 우리의 육체는 어떨까요? 전 우리 몸이 지구에서 얻은 것들로 만들어졌고, 소중하게 잘 쓰다 '혼'이 다양한 경험을 하고 나면 언젠가 다시 지구로 돌아가게 된다는 생각으로 살고 있습니다.

저는 그 모든 체험이 가능하도록 도와주는 제 몸을 매우 사랑하기 때문에, 항상 '고맙다'라고 말하며 최대한 소중하게 다루려고 노력합니다. 그래서 평소에 이런저런 노력을 하고 있는데, 이런 제 노력이 참고가 될 수 있길 바라며 그 내용들을 다음과 같이 정리해 보았습니다.

100년 체력을 기르는
나만의 습관

▌몸은 항상 따뜻하게 유지한다

앞서 설명했듯이, 혈액이 막히지 않고 원활하게 순환하는 것이 아주 중요합니다. 그래서 저도 혈류장애가 일어나지 않도록 조심하며 살고 있습니다. **일단 '몸속을 따뜻하게 유지'하려고 노력합니다.**

우리 몸 깊숙한 곳의 체온(심부체온)이 낮으면 혈액순환이 나빠집니다. 암이나 심각한 우울증 등의 질환을 앓고 있는 사람들 중에는 약 35도, 즉 심부체온이 36도 미만인 '저체온' 상태인 경우가 많습니다. 이처럼 심부체온이 36도 미만이면 내장

이제 기능을 할 수가 없습니다.

아보 도루 역시 "처음에는 손이나 발 같은 말단 부분이 차가워지고, 그러다 내장 쪽에 문제가 생긴다. 아픈 사람은 '몸을 쉬게 하면서 따뜻하게 만들어주는 것'만 생각하고 몸을 따뜻하게 해야 한다"라고 말한 바 있습니다.

그렇다면 어떻게 해야 몸이 따뜻해질까요? 혹시 레그 워머(leg warmer)가 뭔지 아십니까? 100엔숍에 가면 볼 수 있는 가늘고 긴 발토시가 바로 레그 워머입니다. 팔에 끼우는 것도 있는데, 그건 리스트 워머(wrist warmer)라고 합니다. 이러한 워머를 착용해 손목과 발목이 차가워지지 않도록 하는 것이 좋습니다.

그다음은 진짜 말 그대로 '목'입니다. 시골에 가면 흔히 목에 수건을 두른 아저씨들을 볼 수 있는데, 사실 그게 정말로 좋은 방법이랍니다. 마지막은 배 부분을 따뜻하게 감싸주는 웨이스트 워머(waist warmer)입니다.

이렇게 '5개의 목(목, 손목, 발목)'과 복부의 심부체온을 유지해야 합니다.

▌체온 조절과 식사는 깊은 관련이 있다

추운 겨울에는 천연 소재의 옷을 겹쳐 입어 체온을 유지하고, 방을 따뜻하게 데우며, 따뜻한 음식을 먹어 몸속 장기를 따뜻하게 해주어야 합니다. 뿌리채소(무, 생강, 파 등)는 우리 몸을 깊은 곳에서부터 따뜻하게 해주어 체온을 높게 유지해 줍니다.

그러니 전골요리 등에는 뿌리채소를 넣고, 술에는 따뜻한 물을 조금 섞어주면 좋겠지요. 자율신경 중 교감신경이 긴장되면 혈관이 수축합니다. 그렇게 되면 혈압은 상승하지만 혈류량은 감소하기 때문에 혈류장애가 일어나 저체온이 됩니다. 따라서 긴장을 풀어주고 혈관을 넓혀 혈류량이 증가하도록 해야 합니다.

더운 여름이면 우리 몸은 땀을 흘려 열을 내보냅니다. 하지만 몸속의 장기가 차가워지면 안 되니 '차가운 음식'은 너무 많이 먹지 않는 것이 좋습니다. 몸을 차게 하는 여름 채소(토마토, 오이, 가지 등)는 여름에 열심히 먹고, 겨울에는 자제하는 것이지요.

요즘은 마트에 일 년 내내 똑같은 채소가 진열되어 있어 계절감을 느끼지 못하니까 사람들이 잘 아픈 것 같습니다. 그에 비해 옛날 사람들은 제철 채소를 먹어서 문제가 적었습니다.

날씨가 더울 때 술을 마시려면 체온을 내려주는 맥주가 좋겠지요. 요즘엔 열사병에 걸리는 사람이 많은데, 열사병은 몸 안에서 열이 빠져나가지 않아 탈수를 유발하기 때문에 생기는 병입니다. 그러니 더울 때는 시원한 바람이 부는 곳에서 염분이 든 물을 천천히 보충해주는 것이 좋습니다.

▌ 내 몸과 대화하고 치료한다

저는 퇴근하면 제일 먼저 욕조에 몸부터 담급니다. 욕조 안에서 제 몸과 대화를 나누는 시간은 제게 매우 소중한 시간이거든요.

물론 언어적 소통을 한다는 말은 아닙니다. 욕조 안에서 엄지손가락을 사용해 발바닥을 골고루 눌러주며 '몸의 대화'를 나누는 것이지요. 그러면 아픈 곳과 딱딱하게 굳은 곳이 느껴지는데, 저는 그것을 '내 몸이 주는 메시지'라 생각합니다.

아픈 곳과 딱딱하게 굳은 곳은 날마다 다릅니다. 매일 마사지를 하다 보면 그 위치와 자신의 컨디션 사이의 연관성을 알 수 있습니다.

여기가 아프면 위장이 약해진 것이고, 여기가 딱딱하다는 건 잠이 부족하기 때문이라는 식으로 말이지요. 발바닥의 혈자리는 우리 몸 전체와 이어져 있습니다. 그러니 매일 만져서 어디가 딱딱하고 어디가 아픈지 알아야 몸이 주는 메시지를 이해할 수 있습니다.

일단 아픈 부위 주변부터 풀어주며 살살 지압을 해줍니다. 굳거나 아픈 정도가 조금 덜해지도록 '수고했어'라는 마음을 담아 부드럽게 눌러줍니다. 인터넷에서 '반사구(reflex point)'라고 검색해 보면, 우리 몸의 다양한 장기와 직접적인 반사 반응 관계에 있는 발바닥 지도가 나올 것입니다. 그 지도를 보며 자신의 컨디션과 대조해 보는 것도 좋은 방법입니다.

또 지금은 마치 미신처럼 취급되기도 하지만 본래 의료의 기본은 바로 '약손 치료'입니다.

한마디로 아픈 부위에 '손을 대는' 행위이지요. 어떤 증상이든 손을 대 부드럽게 어루만지듯 문질러 주면 따뜻해집니다.

일본 전통 의학 중에 기(氣)치료의 하나로 볼 수 있는 레이키 요법이 있습니다. 20세기 초 교토의 우스이 미카오가 개발한

이 요법은 훗날 서양으로 전파되었고 영국과 호주에서는 레이키 요법이 정부의 인정을 받아 보험점수에도 산정이 된다고 합니다.

레이키 요법은 환부에 손을 대기만 하는 것인데, 그야말로 일본에서 전통적으로 행해지던 '약손 치료'와 똑같습니다. 아픈 부위에 손바닥을 살짝 1분 정도 갖다 대어 보세요. 그 부위가 따뜻해지면서 통증이 완화됨을 느낄 것입니다.

레이키 요법을 배운 적이 없더라도 그렇게 느껴지는 이유는 **손을 갖다 댐으로써 거기에 혈액이 몰리기 때문**입니다. 혈액이 환부에 몰리면서 치유 기전(치유를 향해 사이클이 돌아가기 시작함)이 작동하는, 치유의 기본이 여기에 있다고 생각합니다. 무턱대고 진통제를 먹기 전에 꼭 해 보시기 바랍니다.

▌맛있는 것을 먹고 쓸데없는 것은 입에 대지 않는다

저는 미식가라 이것저것 다양한 방법을 시도하며 요리를 하는 것도 엄청 좋아합니다. 그래서 '공복날' 외에는 맛있는 음식만 찾아 먹고 있습니다.

주식으로는 현미밥을 먹는데, 현미는 스스로 발아하지 않도록 피트산(phytic acid)을 만들어 냅니다. **여름이라면 밥을 짓기 전에 반나절, 겨울이라면 하루 동안 현미를 물에 담가 피트산을 제거해 주세요. 그리고 물을 완전히 다 버린 뒤, 불린 현미를 살짝 씻어 밥을 짓습니다. 현미에는 잔류 농약이 묻어 있을 가능성이 있으므로, 가능하다면 무농약 현미가 좋습니다.**

쇼난에서 살았을 때부터 자연재배 현미(5홉)에 팥이랑 구로센고쿠 검정콩(홋카이도에서 재배되는 알이 매우 작은 품종-옮긴이) 같은 콩(0.7홉), 신포엔(전 세계의 전통 바닷소금에 최상품 9죽염, 구운 소금, 천일염 등을 섞은 것-옮긴이) 1작은술(약 5ml)을 넣고 압력솥에 지어 발효시킨 효소현미밥을 먹었습니다. 점심에는 이 효소현미밥으로 만든 커다란 주먹밥 하나를 먹었고요. 현미는 완전식품이니 점심은 반찬 없이 주먹밥 하나만 먹어도 괜찮습니다.

가끔 흰쌀밥이 그리워지면 현미를 집에서 도정하여 쌀겨와 백미를 분리합니다. 소금을 섞은 쌀겨 반죽에 채소를 넣어 절여낸 누카즈케는 우리 몸에 아주 중요한 장내세균을 보호하는 양질의 유산균을 가득 함유하고 있습니다. 다만 시판되는 누카즈케에는 다양한 첨가물이 들어 있으니 주의해야 합니다.

조미료와 맛국물도 첨가물이 들어가지 않은 천연 제품을 사용하며, 정백이나 가공 과정이 너무 많이 들어갔다 싶으면 피하는 것이 좋습니다.

평소에는 집에서 직접 키운 채소와 농약 및 화학비료를 사용하지 않고 키운 채소로 반찬이나 된장국을 만들어 먹습니다. 아직 직접 키운 채소는 그리 많지 않아(은퇴 후에 텃밭 규모를 키우는 것이 제 꿈입니다), 최대한 인근에서 재배된 신선한 채소를 공수하여 먹습니다.

식료품 유통이 지금처럼 발달하지 않았던 시절에 먹던 검소한 식단에 가깝다고 할 수 있을 것 같네요. 과식하지 않는 습관이 몸에 뱄다면 이 정도로도 충분히 영양을 섭취할 수 있습니다.

보기에는 소박해 보이지만 이런 식단이 재료 하나하나의 풍부한 맛을 느낄 수 있어 맛도 있고 만족감도 높습니다. 저는 그 지역에서 잡은 생선을 좋아합니다. 요즘에는 고기가 별로 당기지 않는 이유도 있습니다.

이치노미야에 온 후로는 안전하고 맛있는 닭고기를 살 수 있어서, 닭고기는 예외로 하고 있습니다. 야산을 뛰어다니며 자유롭고 편안한 환경에서 자란 닭과 그런 닭이 낳은 달걀은 유독 더 맛있더라고요. 항상 감사하는 마음으로 먹고 있습니다.

▌나만의 '풍요로운 식탁'을 선택한다

이런 이야기를 하면 꼭 "절에 계신 스님들처럼 드시네요"라는 말을 듣곤 하는데, 사실 스님들이 하는 수행 자체가 꽤 체력이 필요한 것이라 절에서는 식사를 아주 중요하게 여기고 있다고 합니다. 그런 의미에서는 저와 비슷한 것 같네요.

그래도 주말에 친구를 초대할 때는 직접 도우를 빚어 난로에 피자를 굽기도 하고, 겨울이 오면 씨국물처럼 계속 우려내 날이 갈수록 맛이 깊어지는 '어묵탕'을 만들면서 요리와 식사를 즐기기도 합니다.

지난가을에는 직접 딴 감으로 '감식초'를 만들어 한동안 끝내주는 초무침 요리를 실컷 먹었지요. 그 자연의 산미는 지금까지 먹어본 그 어떤 산미보다도 깔끔했고, 가을 하늘 같은 맛이란 생각이 들었습니다. 드레싱으로 만들어도 참 맛있더군요.

《100년 다리》에서는 현미가 가진 영양소와 '피로하지 않은 채소'에 대해 소개했는데, 저는 《100년 다리》를 집필했을 때처럼 지금도 여전히 **안전한 음식이 가진 영양소가 파괴되지 않도록 요리해서 먹는 것이 건강에 좋다고 생각합니다.** 요즘에는 베란다에 미니 텃밭을 만들어 채소를 키우는 사람도 많던데, 아무래도 직접 키우면 농약을 뿌리지 않고 자연적인 상태 그대로 먹을 수 있어 좋겠지요.

저는 원래 약학 연구자가 되길 꿈꿨던 사람이라, 식품에 첨가된 화학물질과 농약이 입으로 들어와 우리 몸에 미치게 될 영향에 대해 구체적으로 소개하고 싶은 마음도 있습니다. 하지만 그런 정보는 서점에 가거나 잠시 인터넷만 뒤져도 금세 찾아볼 수 있습니다.

물론 넘쳐나는 정보의 홍수 속에서도 옥석을 가려야 하겠지만, 그건 어떤 정보를 얻으려 한들 똑같습니다. 의료든 음식이든 진지하게 '얼른 나아야지' '식생활을 개선해야지'라는 마음으로 임한다면 필요한 정보를 찾을 수 있을 것입니다. 그러니 여기서는 일단 내 입에 정말 맛있는 음식이 무엇인지, 풍요로운 식사가 무엇인지를 고민해 보았으면 좋겠습니다. 그리고 그것이 식생활을 개선하는 계기로 이어진다면 더할 나위 없이 기쁘겠지요.

무엇이 맛있고 풍요로운지는 사람에 따라 다를 것입니다.

너무 감사하게도 우리는 원하는 먹을거리를 쉽게 선택할 수 있는 시대에 살고 있습니다.

저는 돈과 시간을 그리 들이지 않아도 조금만 수고하면 얼마든지 맛있고 풍요로운 식탁을 차릴 수 있다고 생각합니다. **무엇보다 음식은 만드는 사람의 의식에 큰 영향을 받습니다.** 언제 가더라도 맛있는 식당은 주방장이 즐겁게 요리를 하더라고요. 물론 함께 먹는 사람들의 의식도 중요하겠지요.

정말 음식만큼 중요한 것은 없습니다. '밥때가 됐으니 먹는다'라는 것은 잘못된 생각입니다. 감사하는 마음으로 즐겁게 먹는 것이 가장 좋습니다. 컴퓨터나 휴대전화는 잠시 내려놓고 말이지요. 나와 내 가족이 맛있고 자연친화적인 식생활을 할 수 있다는 것이 얼마나 축복받은 일인지를 잊지 마세요.

▎삶 속에서의 '정화'로 매일매일 상쾌한 하루를 보낸다

앞서 '기(氣)'와 '혈(血)'의 순환이 얼마나 중요한지에 대해 설명했습니다. 저 역시 기와 혈을 중요하게 여기며 살고 있고, 그래서 생활환경에 신경을 많이 씁니다. 동양의학에서도 '기(氣)·혈(血)·수(水)'의 순환과 균형을 중시하지요.

일단 자연 속에서 자신을 정화합니다. 우리 몸 안에는 '전자'가 흐르고 있는데, 이것을 쌓아두지 않고 지구로 흘려보내는 것이 중요합니다.

쇼난에서 살았을 때는 바다가 가까이 있었기에 자주 바다에 들어가곤 했습니다. 이치노미야로 온 뒤로는 바다가 너무 멀어 자그마한 텃밭을 가꾸며 맨발로 흙을 밟고 있고요. 이를 그라운딩(grounding)이라고 합니다. 맨발을 통해 대지로, 우리 몸 안의 남은 전자가 흘러나가게 하는 것이지요.

집 안에서 할 수 있는 그라운딩도 있습니다. 냉장고나 전자레인지의 어스(earth, 전기 회로를 구리선 등으로 땅과 연결한 장치-옮긴이)가 바로 그것인데요. 얇은 구리판을 바닥에 놓고 거기에 클립을 끼워 어스에 연결합니다. 맨발을 그 구리판에 올리면 그라운딩이 가능합니다. 이렇게 해도 우리 몸속의 남은 전자를 지구로 흘려보낼 수 있습니다.

저는 기본적으로 모든 것을 과학적 근거에 기초해 판단하는 성격인데다 종교인도 아니니, 이러한 행위가 바로 '정화'라며 여러분에게 추천할 생각은 없습니다. 하지만 제 경험에 비추어 보면 가끔씩 이러한 행위를 했을 때 상쾌해지는 기분이 들더라고요. 뭔가 정화가 되는 것 같아 저는 지금도 계속하고 있습니다.

이른 새벽에 아침 해가 막 떠오르기 시작할 때 그 빛을 받으며 심호흡을 하거나, 땅거미가 지는 것을 보며 달빛 아래서 소리 없는 소리를 들을 때도 똑같은 감각을 느낍니다. 가까운 공원을 찾아 여유롭게 산책을 하거나 매일 욕조에 몸을 담갔다가(물에 흘려보낸 후) 잠을 자는 등 여러분 역시 자신만의 정화법이 있으리라 생각합니다. 이것은 생각보다 정말 중요합니다.

▌ 편안한 주거 공간 만들기

밥을 먹고 잠을 자는 장소는 무엇보다 중요하기 때문에, 지금도 부지런히 집을 리모델링하는 중입니다. 테마는 바로 '호흡하는 집'인데요. 집값이 싼 오래된 민가를 사서 벽지를 뜯어내고 삼베로 만든 단열재를 넣은 뒤 자연적으로 습도를 조절해주는 규조토를 발랐습니다.

바닥도 뜯어내 편백나무와 삼나무 원목으로 교체해 깔았습니다. 천연목 바닥재는 자연의 방향유를 풍부하게 함유하고 있기 때문에 집 안에서 삼림욕을 하는 기분을 느낄 수 있어 행복하거든요. 하지만 시간과 노력, 예산이 많이 들기 때문에 한 번에 완성하지는 못했습니다. 이사 후 3년이 지난 지금까지도 아직 다다미 10장 정도밖에 깔지 못했는데, 살면서 하나하나 채워나가는 것도 꽤 즐거운 일입니다.

쇼난의 해안가에 위치한 아파트에 살았을 때도 똑같이 했습니다. 요즘 집들은 벽을 플라스틱 화장판으로 만드는 경우가 많습니다. 게다가 알루미늄 섀시로 기밀성을 높이기 때문에 습도가 올라가면 벽에 결로가 생겨 곰팡이가 슬기 쉽습니다. 결국 방 안 공기 중에 먼지와 곰팡이 포자가 가득하여 알레르기 환자도 늘어나게 됩니다.

그런 벽은 얼른 뜯어내고 회반죽과 규조토 바르기를 추천합니다. 일본의 전통적인 벽과 원목재는 습도가 높은 날엔 습기를 흡수해주고, 건조한 날엔 흡수한 습기를 방출해서 자연스레 습도를 일정하게 유지하는 기능이 있습니다. 그야말로 호흡하는 집이지요. DIY로 하면 돈이 그렇게 많이 들지는 않습니다. 이렇게 만든 집은 공기가 맑아서 가만히 있어도 기분이 좋지요.

그리고 물을 사용해야 하는 욕실과 부엌은 반질반질하게 윤을 냅니다. 보기 좋은 음식이 먹기도 좋다고, 깨끗한 부엌에서 만든 음식은 더 맛있게 느껴지겠지요? 그리고 그 음식을 먹으면 몸이 건강해질 테고요. 여기서 우리는 선순환을 느낄 수 있습니다.

식사를 하기 전에는 "자연이 준 선물 같은 음식과, 이 음식을 만들어준 사람의 정성에 감사를 드립니다. 이 생명이 우리 몸에 들어와 건강에 보탬이 되길 바라며 감사히 잘 먹겠습니다"라고 기도합니다.

그 외에도 저는 몇 가지 행위를 하기 전후로 남몰래 조용히 기도하는 습관이 있습니다.

특정 종교를 믿는 것은 아니지만, 63년 인생을 살며 다양한 경험을 하다 보니 늘 감사하는 마음이 생겨 자연스럽게 기도를 하게 되었고, 어느덧 그것이 습관으로 자리 잡았습니다.

▌ 나의 새 꿈은 '의도(醫道)'의 부활

변형성무릎관절증을 전문적으로 보기 시작하면서 수술 실력을 갈고닦는 것 외에 한 가지 꿈이 생겼습니다.

바로 꾸준히 갈고 닦은 기술은 최후의 수단으로 남겨놓고, '무릎을 절개하지 않고 치료하는 것'입니다.

그 꿈을 저는 환자들과 함께 이루고 싶었습니다.

그리고 제 꿈은 쇼난 시절부터 현재까지 함께 일하는 의료팀 전원의 꿈이 되었습니다. 저희가 "최후의 수단으로 완벽한 수술을 할 수 있도록 준비하고 있으니, 일단은 보존요법을 열심히 해 보죠"라고 제안을 드리면, 환자들은 그 말에 안심하고 3개월간 열심히 노력합니다.

제 꿈은 얼마 뒤 이루어졌고, 쇼난에서 이치노미야로 근무지를 옮긴 후로도 계속 이루고 있는 중입니다.

정말 감사한 일이 아닐 수 없습니다. 그래서 전 생각했지요. 욕심을 부려 좀 더 큰 꿈을 갖고, 그 꿈을 위해 일해보자고 말입니다.

그것은 바로 **증상을 보는 의학이 아니라 원인을 보고 치료하는, '사람' 전체를 보는 의도(醫道)로 돌아가는 것입니다.**

무도(武道), 무사도(武士道), 화도(華道=이케바나, 꽃꽂이의 도), 다도(茶道) 등 일본에 대대로 전해지던 몇 가지 '도(道)'에는 눈에 보이지 않는 곳에서야말로 예를 다하고 꾸준히 정진하는 '대접'의 자세가 있습니다. 인간의 몸을 보는 의학도 처음엔 그랬을 것입니다. 전 의료가 그때로 되돌아가기를 바랍니다.

앞서 언급했듯이 현대 의료는 경제학이 접목되면서 '대중요법'에만 치우치는 경향이 있습니다. 하지만 증상을 완화시키는 데에 그치는 대중요법은 근본적인 치유가 불가능하므로 불안을 반복적으로 경험할 수밖에 없는데, 이는 환자를 위한 길이 아닙니다. 아파서 괴로워하는 사람, 불안을 느끼는 사람을 올바른 곳으로 이끌어주는 것이 바로 의도(醫道)이지요. 환자 본인이 원인을 직시하고 마주할 수 있도록 도움을 주고, 불안을 해소할 수 있게 지원하는 것, 그것이 환자를 위한 길이자 진정한 '의도(醫道)'라 생각합니다.

그러나 현실은 환자들도 너무 바빠 "일단 이 증상만 어떻게 좀 없애주세요"라고 말하는 사람이 많습니다. 병원도 영리를 생각하지 않을 수 없으니, 의료 수가에 도움이 되지 않는 생활 습관 지도 등에는 돈을 들이고 싶어 하지 않습니다. 아직 의도(醫道)로 가는 길은 그야말로 험난하다고 할 수 있지요.

진정한 의도(醫道)로 돌아가게 된다면 환자에게도 좋지만 의사들도 '성공적인 치료' 사례가 늘어나면서 보람을 느낄 것입니다. 그러면 행복해질 테고, 수명도 늘어나겠지요.

또 한 번 큰 꿈을 꿀 수 있게 되었으니, 저는 제 자신을 더욱 아끼고 100년 체력을 길러 부지런히 환자분들을 마주해야겠습니다.

100년
무릎

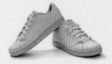

5장

변형성무릎관절증 치료하기

수술은 어떻게
이루어질까

▌초진 환자에게는 '보존요법' 안내부터

마지막으로 변형성무릎관절증으로 외래진료를 받으러 오신 분이 어떠한 치료를 받는지 소개해 드리려 합니다. 수술에 대해서도 설명해 드릴게요.

우선 현재 이치노미야니시병원 정형외과에서 변형성무릎관절증 치료를 받길 원하신다면 전화로 초진 예약을 잡으셔야 합니다.

예약 시간에 병원에 도착하면 환부 엑스레이를 찍습니다(무릎 강의 후 찍는 경우도 있음). 촬영이 끝나면 '보존요법' 설명을 들게 될 큰 방으로 안내받게 됩니다. 여기서 왜 '보존요법'부터 시작하는지 그 의미와 기대 효과, 실천 기간 등을 열정적으로 안내해 드릴 것입니다.

무릎 강의는 중간에 체조 등도 해 가면서 약 60분간 듣게 됩니다.

알려드려야 할 내용에 비해 주어진 시간이 너무 짧지만, 부디 그 시간을 통해 무릎 통증의 원인과 치료에 대해 좀 더 자세히 알고 희망을 가질 수 있었으면 좋겠습니다. 많은 것을 배우고, 때로는 놀라기도 하고 웃기도 하는 그런 시간이 될 수 있도록 저는 매번 이 시간에 제가 할 수 있는 모든 노력을 다해 설명을 합니다.

이 책의 서두에서도 썼듯이, **전에 다니던 병원에서 '인공관절치환술밖에 답이 없다'는 말을 들은 환자에게도 저는 바로 수술을 권하지 않습니다.** 그 이유를 무릎 강의에서 설명해주고, 일단은 3개월간 보존요법을 진행해 보자고 합니다.

그리고 무릎 강의 후 개별 외래 진료 시에는 다음과 같은 사항에 대해 이야기합니다.

● 증상 진단과 치료 계획

엑스레이 등의 검사 결과를 보며 진단을 내리고, 원인에 대해 함께 생각해 본다.

● 무릎 치료를 받고 싶은 이유

무릎이 아파서 일상생활을 할 때 어떤 점이 불편한지 물어본다. 무릎을 치료한 뒤 '하고 싶은 일'이 무엇인지 물어본다.

● 체중 감량의 필요성 설명 및 감량 목표 제시

환자의 적정 체중까지 감량할 수 있는 방법에 대해 몇 가지 조언을 제공한다.

● '다리 내던지기 운동' 방법 직접 전수

자력으로 연골 재생을 촉진하는 '다리 내던지기 운동'을 제대로 따라 하는지 확인한다.

● 근육 강화법과 보행법 지도

넙다리 네 갈래근과 모음근 강화법, '안쪽 허벅지로 걷기' 방법을 강의한다.

이러한 내용을 소개한 뒤, 다음 진료일(약 3개월 후)을 잡고 나면 그날의 진료는 끝이 납니다.

마지막으로 다시 한번 정리하자면, 제가 초진 시에 설명해 드리는 다쓰미식 보존요법은 바로 이것입니다.

① 아침에 일어나 화장실에 가기 전 다리 내던지기 운동/틈날 때마다 다리 내던지기 운동

② 표준체중으로 감량/방법은 주 1회 단식

③ 보행법/O자형 다리는 안쪽 허벅지로 걷기/X자형 다리는 일직선으로 걷기/다 나을 때까지 지팡이 짚기

④ 근육 강화/넙다리 네 갈래근 강화하기/복근과 골반바닥근 강화하기

①의 '다리 내던지기 운동'은 남은 유리연골을 늘려줍니다. 다리 내던지기 운동을 하면 공간이 좁아져 밀려나게 된 반달연골도 원래 위치로 돌아가려 합니다. 그리고 윤활막이 늘어났다 줄어들었다 하면서 연골의 영양 성분이 분비됩니다. 유

리연골이 완전히 닳아 없어진 경우라면 섬유연골이 생성되도록 도와줍니다. 체중을 싣지 않고 다리를 툭 내던지듯 흔들어주는 것인데 연골 재생을 촉진하는 보존요법은 이것뿐입니다.

②의 '체중'은 대부분의 사람이 안고 있는 문제입니다. ①에서 아무리 연골을 힘들게 재생시켜봤자, 체중의 5~8배의 하중이 가해지면 연골은 금세 손상되고 맙니다. 그러니 과체중이라면 끈기를 갖고 꾸준히 노력할 필요가 있겠지요?

③에서와 같이 '보행법'을 바꾸는 것은 지금까지 연골을 손상시켜 온 잘못된 보행 습관을 교정한다는 의미입니다. 틈이 완전히 없어진 사람도 반대쪽으로 스트레스를 걸어주면 관절이 열린다고 앞에서 말씀드렸지요. 지금까지 걷던 습관 그대로 계속 걸으면 ①에서 생성된 연골이 또다시 손상되고 맙니다. 처음에는 거울을 보면서 의식적으로 보행법을 바꾸는 연습을 하지만, 나중에 익숙해지고 나면 실제로 통증이 감소하기 때문에 누가 시키지 않아도 저절로 걸음걸이가 바뀌게 됩니다.

④의 '근육 강화'를 통해 무릎 주위의 근육을 '지방이 없는 살코기'로 바꾸고 나면 무릎관절이 제자리를 찾게 됩니다. 근육

이 비틀거림을 방지하는 지지대 역할을 하기 시작하면, ①에서 재생된 연골이 손상되지 않고 잘 유지될 것입니다. 편하다고 시판 중인 지지대를 무릎에 차면 근육은 더 이상 일을 하지 않게 되고, 결국 '지방이 덕지덕지 낀 상강육'이 되어버린다는 사실은 이미 앞에서 배웠습니다.

4가지 보존요법 가운데 가장 중요한 것은 ①의 '연골 재생'입니다. 하지만 이것만 해서는 안 되지요. 아무리 재생한다 해도 금세 손상되고 만다면 의미가 없으니까요. **이 4가지 보존요법을 진지하게 3개월간 실시하면 지금까지와는 전혀 다른 세상이 펼쳐질 것입니다.**

필요한 것은 의식의 전환입니다. '내 몸은 내가 지킨다!'는 생각으로 보존요법을 해 보는 것이지요.

▎재진 시 '앞으로의 상황'에 대해 이야기하고
▎개별 치료 계획을 세운다

약 3개월 후 재진 때 엑스레이를 찍으면 보존요법의 결과를 알 수 있습니다.

만약 통증이 줄어들었다면 보존요법을 계속 진행합니다. 어느 정도 연골이 살아나면 다리 내던지기 운동과 근육 강화 횟수를 줄였음에도 통증이 사라지는 사람이 있습니다. 보존요법을 꾸준히 하면 절반 정도가 수술 없이 무릎 통증에서 해방됩니다. 한편, 통증이 줄어들지 않았다면 그 이유는 무엇인지 함께 원인을 생각해 봅니다.

그리고 여기서부터는 그야말로 '케이스 바이 케이스', 즉 사람에 따라 달라집니다. 3개월 더 보존요법을 하는 사람, 한 번 더 강의를 듣고 처음부터 다시 시작하는 사람, 수술 예약을 잡는 사람 등 각자의 상황과 상태에 따라 달라지지요. 어느 경우이든 잘 상의해서 치료는 계속 진행합니다.

저는 '수술을 하지 않는 의사'가 아니라 '무조건 수술부터 하진 않는 의사'인지라 실제로 매주 수많은 변형성무릎관절증 환자를 수술하고 있습니다. 전체의 약 10% 정도가 수술을 선택하거든요.

환자들에게 "안 되면 수술이라는 '최후의 수단'을 써서 반드시 고쳐줄 테니, 일단은 보존요법을 해 보는 게 어떻겠습니까?"라고 제안하고 있는 이상, 메스를 다루는 실력은 쉬지 않고 갈고 닦아야 합니다. 그래서 무릎관절 수술과 관련된 선진 의료를 계속 배워가며 '몸에 부담을 덜 주는 수술법'을 연구·개발하고 있습니다. 감사하게도 최근에는 해외에서 수술 참관을 하러 의사들이 찾아오고 있습니다.

그래서 수술을 원하는 환자와의 면담도 진지하게, 그리고 긍정적으로 임합니다. 본래 무릎이 108년은 거뜬히 갈 수 있는데다 수술을 하지 않고 통증을 완화시킬 수 있는 방법이 있기 때문에 제안을 하는 것이지만, '빨리 수술을 받고 싶다'는 것 또한 환자 본인의 선택이니까요.

수술 없이 걸을 수 있게 되는 방법을 알아도 실천하지 못하는 사람, 하루빨리 수술을 받아야 하는 사정이 있는 사람 등 당연히 다양한 입장이 존재할 수 있습니다. 인생은 유한하니 시간을 허투루 쓰면 안 되겠지요.

다만 통증이라는 '결과'만이 아니라 그 '원인'에 주목해야 한다는 것, 무릎을 치료하는 주체는 그 누구도 아닌 환자 본인이라는 것, 환자의 의식이 그렇게 바뀔 때까지 저는 최대한 느긋하게 기다려줍니다. 그 시간이 환자에게 '필요한 시간'이라 생각하기 때문입니다.

앞에서도 설명했듯이, 무릎 통증은 무릎뿐 아니라 전신의 건강과 지금까지의 생활을 돌이켜보고 반성할 수 있는 기회입니다. 무릎 통증은 일상생활에 불편함을 주지만 생명에 지장이 있는 것은 아니기에, 신중히 고민하고 결정하는 것이 좋습니다. 수술과 관련해서도 장점과 단점, 위험성을 충분히 알아보고 난 뒤 선택하는 것이 중요합니다.

실제로 수술 예약을 잡아놓고 그사이에 보존요법을 실시해 통증이 줄어들자 수술을 취소하는 사람도 있습니다.

또 변형성무릎관절증을 초래한 최대의 원인이 '과거에 있었던 골절로 인한 뼈의 변형' 등 특별한 경우도 있는데, 이때 문제가 된 뼈를 치료하는 수술을 했더니 무릎인공관절치환술을 할 필요가 없어진 경우도 있었습니다. 어찌 되었든 수술을 할 때도 '원인을 치료한다'는 관점에서 환자와 면담을 합니다.

▮ 인공관절치환술의 장점

모든 인공관절치환술의 공통적인 장점은 몸을 움직이려고

체중을 실었을 때 느껴지는 극심한 통증이 사라진다는 점입니다. 뼈의 끝부분을 금속으로 덮기 때문에 앞서 설명한 '미세골절(65페이지)'이 일어날 수가 없어, 수술 전에 미세골절로 인한 심한 통증을 반복적으로 경험했던 환자들 중 대부분은 '통증이 싹 사라졌다'고 말합니다. 사실 다른 통증이 여전히 남아 있는 경우가 있지만 미세골절로 인한 통증에 비할 바는 못 되므로, 통증 없이 걸을 수 있게 되었다고 느끼는 사람이 많은 것이지요.

일단 몸에 부담을 주지 않는 수술법인 '반치환술'부터 순서대로, 인공관절치환술에 대해 소개하겠습니다.

▎몸에 가해지는 부담을 최소한으로!
▎손상 부위만 인공관절로 대체하는 '반치환술'

수술 방식은 환자 개개인의 무릎 통증 원인과 보존요법의 성과, 그리고 무릎 인대 상태 등을 보고 적절한 방법을 선택합니다.

저는 인간의 치유력이 최대한으로 발휘되도록 수술을 하고 싶기 때문

에, 효과가 있을 것 같아 보인다면 연골이 손상된 안쪽 관절만을 인공관절로 바꾸는 '반치환술'을 추천합니다. 반치환술은 무릎 한가운데에 있는 앞십자인대와 뒤십자인대가 남아 있는 경우에 효과가 있습니다.

일단 반치환술은 약 6~8cm만 찢어 수술을 하기 때문에 수술 상처가 적습니다. 그리고 근육은 전혀 자르지 않으므로 무릎 안에 있는 4개의 인대를 모두 남길 수 있습니다. 앞십자인대가 손상되어 다소 기능이 저하된 경우도 있는데, 안쪽 관절 수술 후에 O자형 다리가 교정되어 바르게 걸을 수 있게 되면 인대도 회복될 가능성이 있습니다.

반치환술의 가장 큰 장점은 앞십자인대를 남길 수 있다는 것인데 그 속에 있는 신경, 즉 긴장을 뇌에 전달하는 신경(프로프리오셉션, 고유 수용성 감각)을 남길 수 있다는 것이 중요합니다.

이 감각을 통해 환자는 수술 후에 십자인대가 뒤틀리는 것을 느낄 수 있으므로, 눈을 감아도 종아리가 어느 쪽으로 회전하는지 알 수 있습니다. 인대 안에 신경이 남아 있기 때문에 자연스러운 감각을 느끼는 것이지요.

앞십자인대를 잘라 무릎관절 전체를 금속으로 대체하는 전

수술 전	반치환술 후

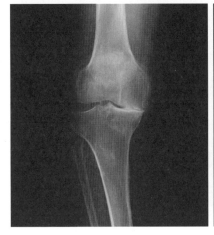 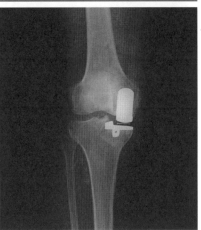

치환술의 경우에는 신경에서 뇌로 전달하는 과정이 없기 때문에 '통증은 없는데 경첩을 단 것 같다'며 위화감을 느끼는 사람도 있습니다. 그러니 인대를 남길 수 있다는 것은 아주 큰 장점이지요.

▌**무릎관절 전체를 인공관절로 대체하는 '전치환술'**

이미 앞십자인대가 끊어져 반치환술의 효과가 없으리라 보이는 경우와 류마티스 관절염으로 인해 관절 전체(안쪽과 바깥쪽)의 연골이 파괴된

경우 등은 '전치환술'을 선택합니다. 저희는 전치환술일 때도 근육을 절개하지 않고 수술하는 방법을 고안했습니다. 넙다리 네 갈래근을 무릎뼈 주변에서 자를 때보다 수술 후 무릎 주변의 붓기가 덜하고 회복이 빠릅니다.

앞십자인대가 끊어졌는데도 진통제를 먹어 가며 계속 걸으면 변형성무릎관절증 말기까지 진행되고 맙니다. 그리고 정강뼈가 앞으로 나와, 평소에 체중이 실리지 않았던 정강뼈 뒤쪽에 하중이 실리기 시작하면 골결손이 일어나게 됩니다. 골결손이 심해지면 환자의 뼈를 이식한 자리에 인공관절을 넣어야 될 수도 있습니다.

말기까지 진행되어버리는 이유는 앞서도 설명했듯이 '진통제를 먹고 괜찮다 싶어 걷기 때문'입니다. 그리고 '보존요법'을 모르거나 제대로 실천하지 않기 때문입니다. 그러니 이 책을 십분 활용하여 말기로 진행되지 않게 미연에 방지합시다.

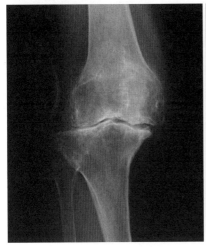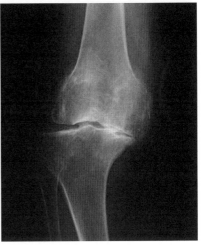

무릎 안쪽과 바깥쪽 연골이 모두 결손됨

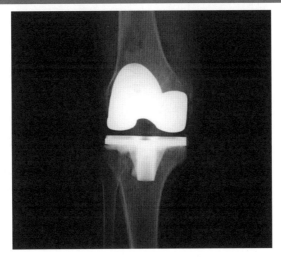

변형성무릎관절증에 관한 Q&A

Q **'콘드로이틴' 영양제를 먹으면 연골이 늘어나나요?**

A 콘드로이틴황산이 연골의 보호 성분 중 하나인 것은 맞습니다. 그 자체 그대로가 아니라 단백질과 결합하여 연골이나 피부 세포에 존재하지요. 다만 '우리 입으로 들어가는 것' 중에 그게 무엇이든 '원상태 그대로' 이용되는 것은 없습니다.

간단히 단백질을 예로 들어 볼게요. 음식물은 위에서 어느 정도 소화되고 나면 십이지장에서 소화효소에 의해 아미노산으로 분해되고 소장 점막에서 흡수됩니다. 그 후 혈액을 타고 간으로 이동하는데, 간 효소에 의한 화학반응으로 단백질이 생성됩니다. 그리고 그렇게 생성된 단백질은 다시 혈액을 타고 우리 몸 곳곳으로 운반됩니다. 하지만 연골에는 혈관이 없기 때문에 직접적으로 도달하진 않지요.

게다가 FDA(미국 식품의약국)를 비롯해 여러 국가에서는 2000년대 초부터 콘드로이틴황산의 경구 섭취 효과를 부정했습니다. 즉 콘드로이틴황산을 경구 섭취해도 그것이 그대로 연골이 되는 것은 아니라는 뜻입니다. 다른 연골 성분을 경구 섭취하는 경우도 마찬가지입니다.

Q 주치의가 "언젠가는 수술을 해야 한다"고 했는데, 다른 의사의 소견도 들어봐야 할까요?

A 다른 의사의 소견을 들어보는 것은 매우 중요합니다.

의사의 소견이라는 건 그 의사가 경험한 증례와 결과를 바탕으로 나오는 것이라, 다른 의사의 소견을 듣는 것은 또 다른 관점에서 볼 수 있다는 점에서 의미가 있습니다. 저는 보존요법을 강조하는 의사라, 가능한 사람에겐 보존요법을 제안합니다. 반면에 수술밖에 한 적이 없는 선생님은 "바로 수술하죠"라고 말하겠지요. 이렇듯 보는 관점이 전혀 다르기 때문에 소견이 다를 수밖에 없습니다.

한 명의 의사가 하는 말을 마지막 선고처럼 생각할 필요는 없다는 뜻입니다. 어디까지나 치료의 주체는 환자 본인이니까요. 자신을 다양한 관점에서 바라보면서 만약 납득이 가지 않는다면 세 명이고 네 명이고 만나 보세요. 그렇게 해서 자신에게 맞는 의사를 신중하게 선택하는 것이 좋습니다.

이때 결코 잊지 말아야 할 것은 결국 선택은 본인이 한다는 점입니다. 자신을 믿고 선택하고, 자신이 책임을 지는 것이지요. 진지하게 임한다면 자신에게 맞는 의사를 꼭 만나리라고 믿습니다.

Q 인공관절치환술의 단점은 뭔가요?

A 인공관절의 소재는 금속이고, 인공연골은 의료용 폴리에틸렌으로 만듭니다. 둘 다 인공물이기 때문에 단점은 피가 통하지 않는다는 것이지요. 혈행이라는 것 자체가 없기 때문에 신진대사가 이루어지지 않습니다. 금속은 100년 정도 유지되는데, 폴리에틸렌은 현재 내용 연수(효용이 지속되는 기간)가 약 15~25년입니다.

폴리에틸렌을 먹는다고 신진대사가 이루어지는 것은 아니므로, 닳아서 감소하면 교체해야 합니다. 100세 시대가 되었다고는 하지만, 고령에 재수술을 받으면 몸에 가해지는 부담이 너무 큽니다. 하지만 보존요법이 맞지 않는 경우에는 폴리에틸렌의 수명 따위 생각하지 말고 얼른 수술을 받아 통증 없이 걸을 수 있도록 해야겠지요.

Q 수술 후 위험성은 없나요?

A 감염 위험이 1~2% 정도라고 보고되고 있습니다. 100명이 수술을 받는다고 하면 그중 2명 정도는 감염증을 일으킬 가능성이 있다는 뜻입니다.

인간의 피부와 장에는 수많은 세균이 있는데, 몸에 이로운 작용을 하는 것도 있고 해로운 작용을 하는 것도 있지요. 하지만 보통 관절 내에는 세균이 없습니다.

그러나 체력이 떨어져 저항력이 감소하면 우리 몸 어딘가에서 세균이 비정상적으로 증식해 관절 안에까지 균이 침투합니다. 그런데 그 세균을 박멸하는 것은 혈액 속 백혈구이므로 세균은 살아남기 위해 죽기 살기로 '혈액이 거의 없는 금속 뒤'에 숨어 둥지를 틀려고 합니다.

인공관절 등과 같은 이물질은 혈액이 없기 때문에 세균 입장에서는 둥지를 틀 최적의 장소일 것입니다. 혈액이 흐르는 곳을 피한 세균이 뼈와 인공관절 사이에 숨어버리면 항생제도 듣질 않습니다. 항생제도 혈액을 통해 운반되기 때문입니다. 이렇게 되면 무릎에서 인공관절을 제거하지 않는 한 낫질 않습니다.

그러므로 인공관절치환술 후에 감염증이 의심될 만한 고열이 있으면 세균이 몸속 구석구석으로 흩어지기 전에 항생제 링거를 맞아 균을 죽여야만 합니다. 의사에게 "인공관절치환술을 받았다"고 말하고, 항생제 투여 등의 처치를 빨리 받아야 사태가 악화되지 않습니다.

또 다리 수술을 받은 환자들이 전반적으로 안게 되는 위험성으로 혈전증이 있습니다. 수술을 받은 후 2~3일은 아파서 거의 움직이지 못하고 꼼짝없이 침대 위에만 누워 있는 경우가 많은데, 그렇게 되면 종아리 근육의 펌프 작용이 활발히 이루어지지 않아 장딴지에 혈전이 생길 가능성이 있습니다.

Q 오른쪽 무릎이 너무 아파요. 오른쪽에 비해서는 덜하지만 왼쪽 무릎도 아픈데, 이런 경우에 두 다리 모두 수술할 수 있나요?

A 저는 두 다리를 한꺼번에 수술하지 않습니다. 통증이 심한 쪽의 무릎이 다 나아 걸을 수 있게 되면, 다른 한쪽 무릎의 통증이 자연스럽게 사라지기도 하거든요.

이는 수술한 쪽 다리가 곧아지면서 길어지기 때문입니다. 그러면 수술하지 않은 다리를 제대로 짚기가 힘들 텐데, 이 책에서 소개한 '다리 내던지기 운동'을 하고 보행법만 바꾸어줘도 낫는 경우가 많습니다.

지금 이미 두 다리가 모두 아픈 사람이라면 당장에는 제 말이 믿기지가 않을 것입니다. 하지만 수술은 언제든 할 수 있는 것이니 아픈 쪽 다리를 먼저 수술하고 직접 느껴 보세요.

열심히 보존요법을 해서 자세와 걸음걸이를 개선하고, 체중을 감량하고, 허벅지 근육을 강화하면 더욱더 효과가 극대화되어 수술할 필요가 없어질 것입니다.

Q '반치환술'을 받은 후 스키를 다시 타기 시작한 사람이 있다는 게 정말인가요? 누구나 그 수술을 받으면 그렇게 격한 운동을 다시 할 수 있나요?

A　강연에서도 소개한 바가 있습니다만 저는 그분의 주치의로서 '수술 후에 격한 운동(스키 등)은 하지 않기'로 약속을 꼭 받고 집도를 했습니다. 기본적으로 누구에게나 똑같이 드리는 말씀입니다. 운동을 하면 인공연골이 빨리 마모되기 때문이지요.

말씀하신 분 같은 경우에는 수술 후 "스키를 탔어요!"라며 환하게 웃는 얼굴로 영상을 찍어 보내주셨습니다. 환자 본인의 선택이니 전 아무 말씀도 드릴 수 없지요.

그토록 좋아하던 스키를 다시 탈 수 있게 되어 정말 기쁘고 살아 있음에 감사하는 그 마음이 미소에 고스란히 담겨 있더군요. 무릎도 중요하지만, 무릎을 보호하고자 인생의 기쁨을 포기하는 건 주객전도가 아닐까 싶습니다. 인간은 모두가 자기 삶의 주인공입니다. 그러니 하고 싶은 대로 하면 됩니다. 본인이 책임을 지기로 하고 한 일에 제가 왈가왈부할 수는 없는 노릇이지요. 그분은 "10년 더 오래 사는 것보다 앞으로 5년 동안 정말 좋아하는 스키를 타는 삶을 선택하겠다"고 하시더라고요.

우스갯소리처럼 들리겠지만 개인적으로는 의사의 말 따위 한 귀로 듣고 한 귀로 흘리며 사는 사람이 때로는 더 오래 건강

하게 사는 것 같다는 생각도 합니다. 그러다 문제가 생겨 다시
절 찾아오신다면, 그때는 주치의로서 또다시 환자분과 함께
고민해 봐야지요.

Q **무릎 연골 재생의료가 뭔가요?**

A 전 그리 머지않은 미래에 인공관절을 넣을 필요가 없어
지는 날이 오리라 확신합니다. 언젠가 자신의 줄기세포에서
연골을 재생시켜 이식하는 '재생의료'로 바뀌겠지요.

하지만 아직 무릎에 관련해서는 체중을 실어 걷는 것을 견
뎌낼 수 있는 연골이 없습니다. 지금 현재는 줄기세포를 사용
해도 염증을 멈추는 데에 그칠 뿐이고, 미래의 재생의료를 위
한 '실험'이 계속되고 있는 단계에 있습니다. 그야말로 '시험'
단계이므로, 이식을 받는다 해도 보험 적용이 되지 않아 자비
로 30만~100만 엔 정도를 내야 합니다. 새로운 의료 기술이 나
와 희망을 품고 힘들게 모은 저축 통장을 모조리 깼다가 결국
엔 다른 치료법을 선택하게 되는 환자를 보면서 마음이 참 아
팠던 기억이 있습니다.

무릎 연골 재생의료는 환자의 지방에서 떼어낸 줄기세포나

혈액 속 줄기세포를 체외에서 배양(수를 늘림)하여 무릎관절 안으로 넣어주는 것입니다. 줄기세포는 수정란만큼은 아니지만 다양한 세포가 될 가능성을 가진 세포인데, 그것이 유리연골에까지 분화하길 기대하며 무릎관절 안에 넣어주는 것이지요. 하지만 현재는 그렇게 넣은 줄기세포가 소실된 연골 부분에 제대로 자리 잡지를 못하고 있습니다(기반 문제). 설혹 자리를 잡더라도, 유리연골에까지 분화하기 위한 인자가 아직 규명되지 못한 상태라 다양한 인자와 유전자를 시험해 보고 있는 과정에 있습니다.

머지않은 미래에 금속이라는 이물질을 더 이상 우리 몸에 넣지 않아도 되는 날이 오리라 믿습니다. 그러면 우리 몸에 가해지는 부담은 줄어들겠지요. 저는 기술 혁신과 관련된 정보를 늘 주목하면서 즐거운 마음으로 미래를 기다리고 있습니다. 하지만 지금은 시험 단계에 있고, 그걸로 한몫 챙겨보려는 병원도 생겨나고 있습니다. 이 방법을 이용한 성형수술을 받고 심각한 상황에 처한 환자를 몇 명 본 적도 있습니다. 그런 방법으로 돈을 벌려고 했다간 정말 큰일 납니다. 그런 의료는 의도(醫道)에서 한참 동떨어진 것이라 생각합니다.

저는 지금 할 수 있는 범위 내에서 신체에 부담을 가장 주지 않는 치료법을 정확하게 실시하고자 노력하고 있습니다.

튼튼한 무릎으로 지키는
활기찬 100세 인생

무릎관절의 통증은 '시소'와 같습니다.

나쁜 방향으로 기울어지면 그 방법은 줄여나가고, 좋은 방향으로 기울어지면 그 방법은 늘려나가는 식으로 고쳐가야 합니다. 좋은 방향으로 기울이는 방법이 이 책에서 소개한 '다쓰미식 보존요법'입니다. '내 몸은 내가 지킨다'는 생각으로 보존요법을 열심히 실천하시기 바랍니다.

마지막으로 드리고 싶은 말씀은 자기 자신이 중심이 되어 살아가는 것이 정말 중요하다는 점입니다. 스스로 이해하고 선택하여 실행하되, 조금이라도 이상하다 싶으면 하지 않는 것입니다. 자신이 결정한 것의 결과라면 받아들일 수 있지만, 누군가가 시켜서 한 것의 결과는 그 사람 탓을 하기 쉽지요. 자신이 중심이 되어 사는 것은 후회 없는 인생을 살기 위해 아주 중요한 지침입니다.

여러분에게 이 책을 선물할 수 있어 정말 행복합니다. 이 책의 구성을 도와주신 시모다이라 다카코 님, 선마크출판 편집부의 하시구치 하나에 님, 그리고 관계자 여러분, 정말 감사합니다.

이 책이 독자 여러분의 '활기찬 100세 인생'에 도움이 될 수 있기를 간절히 바랍니다. 제 환자분들을 비롯해, 자신이 앓는 병의 원인을 바로 보고 무릎 통증·당뇨병·암 등을 극복해낸 용기 있는 분들께서 "이와 같은 지식과 정보를 좀 더 많은 사람에게 알려달라"는 말씀을 해주셨습니다. 모쪼록 이 책을 통해 자신이 인생의, 그리고 치료의 주체가 되어 삶 자체가 변화되기를 기원합니다.

보다 행복하고 아름다운 인생 후반전을 위한
한스미디어의 시니어 라이프 도서

80세의 벽
와다 히데키 지음 | 김동연 옮김 | 15,800원

최고의 노인정신의학 전문의가 전하는
행복한 노년의 비밀

벽을 넘어서면 인생에서 가장 행복한 20년이 기다린다
손쉽게 벽을 넘어 수명을 늘리는 '정답'이 있다!
최고 권위의 노인정신의학 전문가가 전하는 누구보다 행복하
게 80세의 벽을 넘기 위해 알아야 할 것들

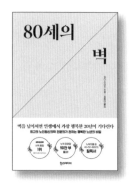

80세의 벽 [실천편]
와다 히데키 지음 | 김동연 옮김 | 16,800원

건강하고 행복한 노후를 만드는 80가지 방법

누적 판매량 70만 부를 돌파한 베스트셀러
《80세의 벽》후속작
건강한 노후 관리의 결정판, 건강수명을 손쉽게 늘리는 최강의
노화 취급 설명서!
최고 권위의 노인정신의학 전문가가 전하는 벽을 넘어 인생에
서 가장 행복한 20년을 만날 수 있는 생활 속 80가지 실천법

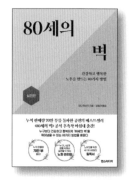

70세의 정답
와다 히데키 지음 | 이정미 옮김 | 16,800원

다가올 30년의 노화를 늦추는 법

70세는 뇌를 비롯한 몸과 마음의 절대적인 노화 분기점!
건강하고 활동적인 30년을 살아갈 것인가,
한순간에 노화되어 힘겨운 30년을 살아갈 것인가?
지금까지의 생활습관을 조금만 달리하면 인생 최고의 30년을
맞이할 수 있다. 노화를 늦추는 결정적인 생활습관 60가지!

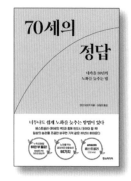

오십에서 멈추는 혈관 백세까지 건강한 혈관

구리하라 다케시, 구리하라 다케노리 지음 | 이효진 옮김 | 16,800원

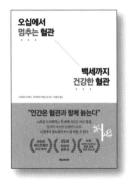

혈관의 노화를 늦추면 누구나 느리게 나이 들 수 있다

"인간은 혈관과 함께 늙는다"
노화를 가속화하는 첫 번째 요인은 바로 혈관, 일상의 사소한
습관만으로도 뇌경색과 당뇨병의 85%를 막을 수 있다. 우리 몸
의 중요한 기반 시설인 혈관을 건강하게 유지하고 더욱 좋아지
게 만드는 쉽고 간단한, 그리고 완벽한 비결을 공개한다!

백년 심장 만들기

이케타니 도시로 지음 | 이효진 옮김
주현철 감수 | 17,000원

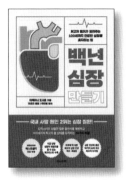

최고의 명의가 알려주는 100세까지 건강한 심장을 유지하는 법

60세가 넘어도 '혈관 나이 30세'인
최고의 명의가 알려주는 올바른 심장 관리법
작은 생활 습관을 바꾸는 것만으로도 심장 질환 돌연사를 예방
할 수 있다! 현대인들의 생명을 앗아갈 수 있는 심혈관 질환의
근본적인 원인을 알기 쉽게 설명하며, 일상에서 실천할 수 있
는 예방법을 구체적으로 알려주는 심장 설명서

지금부터 다르게 나이 들 수 있습니다

마크 아그로닌 지음 | 신동숙 옮김 | 18,000원

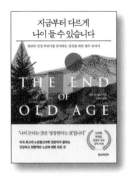

찬란한 인생 후반기를 준비하는 당신을 위한 필수 안내서

"나이 든다는 것은 성장한다는 것이다"
미국 최고의 노인정신의학과 전문의의 건강하고 희망적인
노년에 대한 임상보고서!
우리 몸과 두뇌는 나이가 들면 기능이 쇠약해지고 퇴보하는 것
이 분명하지만, 전체적인 기능은 전과 다름없이 안정적으로 작
용하며, 어떤 측면은 오히려 개선되기도 한다.
'어떻게 나이 들어갈 것인지'에 대한 답을 스스로 찾을 수 있는 책

100년 무릎

1판 1쇄 인쇄 2024년 5월 4일
1판 1쇄 발행 2024년 5월 10일

지은이 다쓰미 이치로 옮긴이 김현정
펴낸이 김기옥

경제경영팀장 모민원
기획 편집 변호이, 박지선
마케팅 박진모 경영지원 고광현 제작 김형식
표지 디자인 블루노머스 본문 디자인 디자인허브 인쇄·제본 민언프린텍

펴낸곳 한스미디어(한즈미디어(주))
주소 121-839 서울시 마포구 양화로 11길 13(서교동, 강원빌딩 5층)
전화 02-707-0337 팩스 02-707-0198 홈페이지 www.hansmedia.com
출판신고번호 제 313-2003-227호 신고일자 2003년 6월 25일

ISBN 979-11-93712-23-8 (03510)